근막통증 없는
그날까지 견우가
함께하겠습니다.
견우 드림 (李)

빼근함, 결림, 당김, 조임, 저림, 콕콕 찌름
근막통증증후군 방치하면 통증 지옥에 빠집니다!

# 나는 "근막통증" 없이 산다 2

**이효근** 지음 (견우한의원 마포본점 원장)

건강다이제스트社

# 근막통증증후군 없는 건강한 세상을 만들고 싶습니다

작년 여름 몹시도 무덥던 어느 날, 부산에 사는 40대 초반 초등학교 여자 선생님이 남편분과 이른 아침에 견우한의원을 찾았습니다. 진료실에 들어오자마자 서점에서 구매한 〈나는 근막통증 없이 산다〉를 꺼내 보이면서 “저도 여기에 소개된 분들처럼 나을 수 있을까요?”라면서 물었습니다. 아울러 A4 2장에 걸쳐 수기로 빽빽하게 적어 온 지금까지의 사연을 보여주었습니다. 언제부터 아프기 시작했고, 그동안 어느 병원에 가서 어떤 치료를 받았는지 소상히 알 수 있었습니다.

근막통증증후군 판정을 받은 것은 2년 전이라고 합니다. 그러나 그전부터 목과 어깨에 늘 뻐근함과 결림, 따끔거림이 있었다고 합니다. 심할 때는 화끈거리기까지 한다고 합니다.

처음에는 참을 만한 정도여서 '컴퓨터와 스마트폰을 많이 해서 그런가, 과로를 해서 그런가 보다.' 하면서 지냈는데, 교통사고가 발생하면서 증상이 급격히 발전했다고 합니다.

이전에는 목과 어깨에만 있던 불편함이 등과 턱으로 퍼지면서 통증으로 인해 잠을 설치게 되고, 저작에도 문제가 생기면서 성격마저 날카롭게 변하고, 도저히 어떻게 할 수 없는 상황으로 발전했다고 합니다. 그러면서 이 병원 저 병원을 전전하게 되었고, 최종 진단명은 근막통증증후군 판정을 받았다고 합니다.

병원에서 권하는 충격파, 도수 치료, 주사 치료를 받았지만 그나마 주사 치료만 잠시 효과가 있었을 뿐 다른 치료는 별반 효과가 없었다고 합니다. 그러다가 우연히 서점에 갔다가 〈나는 근막통증 없이 산다〉를 보게 되었고, 남편과 함께 서울까지 오게 되었다고 합니다.

이렇듯 먼 부산에서, 더 멀리는 미국에서, 심지어는 독일에서도 근막통증증후군이라는 듣지도 보지도 못한 병명을 가지고 견우한의원을 찾고 있습니다.

지금도 분명 아픈 것은 아닌데 뻐근함, 결림, 당김, 조임, 저림, 콕콕 찌름, 화끈거림, 서늘함 등의 설명하기 어려운 불편함으로 고통 받고 있는 많은 환자분들이 있습니다.

짧게는 수개월에서 수년에 걸쳐 고통을 받고, 심지어는 치료를 하다가 안 돼서 고칠 수 없는 병인가보다 하면서 포기하고 지내기도 합니다.

아무리 어려운 병이라도 정확한 원인을 알고, 원인을 다스릴 수 있는 좋은 치료 방법이 있다면 얼마든지 치료가 가능합니다.

근막통증증후군은 절대 불치의 병이 아닙니다. 견우한의원은 하루에도 20명 전후의 근막통증증후군 환자를 치료하면서 그동안 수많은 환자분들의 회복을 도와드렸습니다.

앞으로도 말 못 할 통증으로 고통 받는 환자분들을 위해 연구에 연구를 거듭해 근막통증증후군 없는 건강한 세상을 만들기 위해 더욱 노력하겠습니다.

이번에 새로이 출간하는 〈나는 근막통증 없이 산다2〉가 근막통증증후군으로 고통 받는 많은 환자분들에게 새로운 희망으로 자리매김했으면 하는 마음입니다.

어깨를 먼저 생각합니다.

건강하세요~!

견우한의원 이효근

# CONTENTS

## 근막통증증후군 치료는

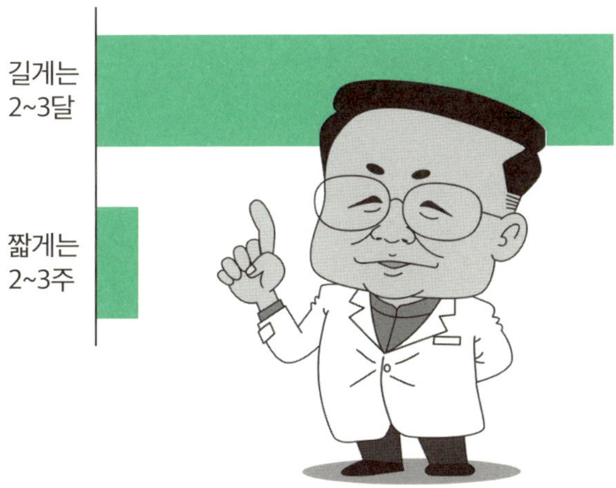

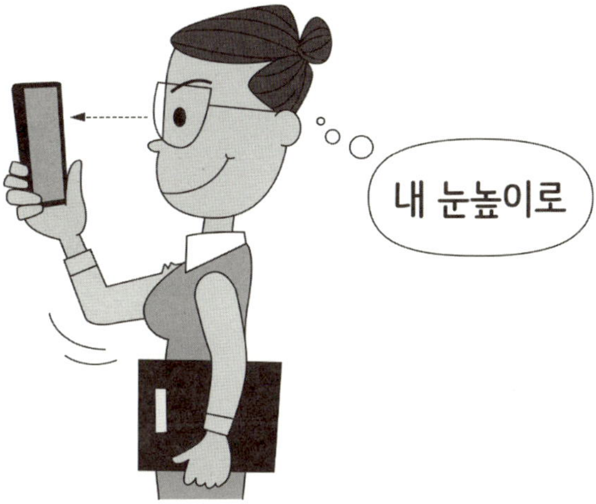
내 눈높이로

CASE 1

# 배, 옆구리, 허리가 쥐가 나는 것처럼 저릿저릿하면서 따끔거립니다

"

저릿저릿 따끔하면서 신경이 쓰이는 통증이 사라지니 연구할 때도 집중이 잘 되고 너무 편합니다. 울렁거림과 어지러움도 싹 사라져 살 것 같습니다. 그동안 못 했던 골프와 헬스도 다시 시작하려고 합니다.

"

늘 신경이 쓰이는 통증과 불편함에 하루하루가 고통이었지만 환자에게 맞는 최적의 치료법을 통해 건강한 일상을 되찾은 서울 노원구 중계동에 사는 30대 후반 식품회사 여자 연구원의 사례를 소개합니다.

6개월 전부터 찾아온 불편함 종합선물 세트. 왼쪽 배, 옆구리에서 허리까지 굵은 벨트가 있는 것처럼 느껴지고, 쥐가 나는 것처럼 저릿저릿하면서 따끔거림이 시작되었다고 합니다. 골프와 헬스를 시작하고 나서 한 달 정도 지나 증상이 시작되었다고 합니다.

"운동을 쉬면 괜찮을 줄 알았는데 전혀 나아지지 않았어요. 불편한 부위를 비벼도 보고 눌러도 보고 때려 보기도 했지만 저릿함이 줄지를 않습니다. 기분상 줄어드는 느낌만 있을 뿐입니다."

통증이 시작되면서 없던 어지러움과 울렁거림마저 생겼다고 합니다. 운동 때문에 생겼다고 하기엔 증상이 너무 다양하고 갑작스러워서 어떻게 해야 할지 고민이 많았다고 합니다.

"병원에 가서 이런저런 검사를 했는데 별다른 이상은 없고 근막통증증후군 때문에 그런 것 같다고 했습니다. 도수 치료와 주사 치료를 하면 치료가 된다고 해서 꾸준히 받았는데 불편함과 통증이 그대로 남았습니다. 치료 방법을 바꿔보는 게 좋을 것 같아 여러 병원을 알아봤는데 견우한의원이 근막통증증후군 치료를 잘한다고 해서 오게 되었습니다. 블로그에 있는 치료 후기도 다 읽어보고 왔습니다. 하루라도 빨리 회복해 좋아하는 운동을 다시 시작하고 싶습니다."

견우한의원 블로그에 있는 근막통증증후군 치료 사례를 모두 읽어 볼 정도로 치료 의지가 강했던 환자분이었습

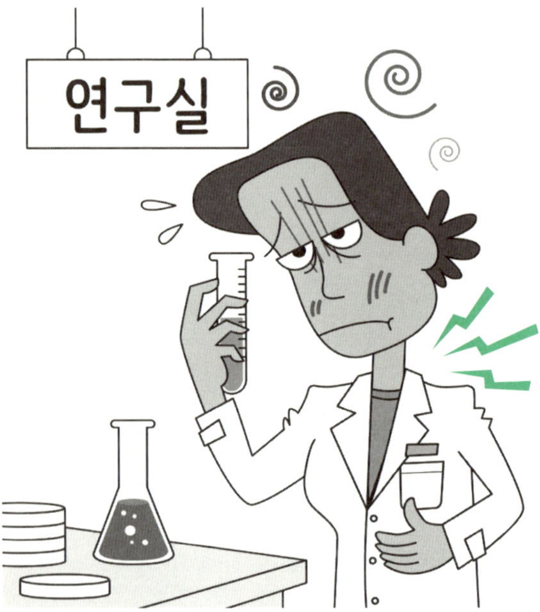

니다. 그동안의 불편함과 통증 정도를 들어보았을 때 치료 의지가 약해지지 않았을까 걱정을 했지만 “저와 비슷한 증상을 가지고 있던 분들도 회복한 사례가 많더군요.”라며 적극적인 치료 의지를 보여주었습니다.

본격적인 치료에 들어가기 전에 환자분의 긍정적인 치료 의지 덕분에 주치의로서 적극적으로 진료에 임할 수 있었습니다. 그동안 열심히 사례를 소개하고 공유해 온 보람이 느껴지는 순간이었습니다.

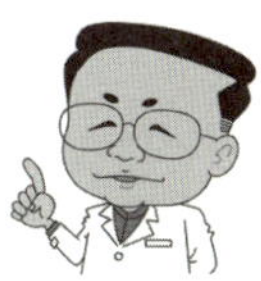

## 증상 개선에 도움이 됐던 **치료 방법들**

상담하면서 보니 왼쪽 배에 자꾸 손이 가는 모습이 보였습니다. 불편한 부위에 대한 자극은 일시적으로는 편한 느낌을 줄지는 모르지만 증상을 더욱 악화시킬 수 있어 하지 말 것을 부탁드렸습니다.

“저리거나 아픈 건 이해가 되는데 울렁거리거나 어지러운 건 근막통증증후군과 무슨 관계가 있는 건지 이해가 되질 않습니다.”

중간중간 궁금한 부분이 있으면 바로 질문해 주셨던 환자분이었습니다. 울렁거림과 어지러움은 근막통증증후군 연관통으로 치료가 진행되면서 서서히 사라질 거라고 말씀드렸습니다.

술은 일주일에 한 번 정도 마신다고 합니다. 맥주 한 캔 정도의 주량이라고 합니다. 술은 종류와 양에 상관없이 근막통증증후군을 악화시킬 수 있어 양과 횟수를 조절할 것을 부탁드렸습니다.

커피는 아침에 한 잔이 정량이라고 합니다. 문제가 될 정도는 아니지만 카페인은 수면에 어떤 식으로든 영향을 줄 수 있어 안 마시면 정말 좋지만 그럴 수 없다면 술과 마찬가지로 양과 횟수를 조절하면 좋다고 알려 드렸습니다.

자꾸 신경이 쓰이는 불편함으로 잠도 설친다고 합니다. 근막통증증후군이 좋아지면서 수면의 질이나 양도 좋아질 거라고 말씀드렸습니다.

근무지와 사는 곳이 멀어 2시간 정도 운전을 한다고 합니다. 장시간 운전을 하게 되면 자세가 무너지기 마련이고, 그런 불편함이 배, 옆구리, 허리 등에 영향을 미쳤을 것으로 판단이 되었습니다. 또 연구원이라는 직업 특성상 장시간 앉아서 일을 하는 경우가 많아 자세가 무너진 걸로 보였습니다. 여기에 술과 커피, 불필요한 자극이 가미되면서 증상이 발전한 것으로 보였습니다.

근무지뿐만 아니라 견우한의원과 주거지의 거리도 멀어 한 번 내원했을 때 치료 효과를 최대로 끌어올릴 수 있도록 스케줄을 맞추었습니다. 가까운 거리라면 조금 더 여유 있게 일정을 짤 수 있지만 거리가 멀수록 내원에 대한 부담도 커지기 때문에 환자분과 충분히 조율하여 일정을 조절하고 있습니다.

"일이 늦게 끝나는 날도 있어 내원하지 못하는 경우가 많을 것 같은데 어쩌죠."

직장인이라면 공통적으로 고민하는 부분입니다. 환자분들의 원활한 진료를 위해 견우한의원은 토, 일, 공휴일에도 오전 진료를 하고 있습니다. 이 환자분도 야근으로 평일 진료가 어려운 경우에는 주말을 이용하여 치료를 진행했습니다.

"다른 병원들은 주말 진료를 안 하는 경우가 많은데 견우한의원은 공휴일에도 치료를 할 수 있어 시간 맞추기가 편했습니다."

시간이 없어 치료를 받지 못하는 상황이 오지 않도록 환자를 위한 최적의 환경을 만들어가고 있습니다.

이 환자분의 경우,

- 시선을 눈높이로 하면서 아픈 곳에 대한 불필요한 자극을 하지 않도록 하고
- 배, 옆구리, 허리 주변 근육을 풀어주면서 심화를 다스려 불안, 초조를 다스리는 치료를 했으며
- 바른 정렬을 도와주면서 기혈 순환을 촉진시켜 근막통증증후군의 재발을 막는 치료를 했습니다.
- 원기를 끌어올려 근막을 활성화하는 치료도 병행했습니다.

"하나부터 열까지 모든 게 만족스러웠습니다. 평소에 까다롭다는 말을 많이 듣는 편인데, 원장님은 제 질문 하나

하나 성심껏 답해 주셨던 게 기억이 납니다. 어지럽거나 울렁거림도 없고 이전보다 건강해진 게 느껴져 너무 좋습니다."

근막통증증후군을 치료하는 것도 중요하지만 환자가 견우한의원에 내원하는 동안 편안함을 느끼며 이전보다 더 건강한 일상을 느낄 수 있게 하는 것이 중요하다고 생각합니다.
잘못된 자세나 생활습관을 함께 교정하여 완치 후에도 재발이 없는 회복을 드리는 것이 진정한 치료의 목적이라고 생각합니다.

"근막통증증후군이 생기고 나서 어지러움과 울렁거림이 심해졌습니다."
"컴퓨터를 오랫동안 사용해야 하는데 결림과 조임 때문에 집중을 할 수가 없습니다."
"도수 치료와 주사 치료를 오랫동안 받았지만 나아지지 않아 답답합니다."

근막통증증후군으로 내원하는 환자분은 특히 '왜'라는 말을 가장 많이 합니다.

“왜 나아지지 않을까요? 왜 계속 아플까요?”

이전에 다니던 병원에서 환자분과의 충분한 소통을 통해서 궁금해 하는 부분을 충분히 해소시켜 드리지 못해서 그런 것이 아닐까 하는 생각도 듭니다.

견우한의원은 환자분의 질문 하나하나를 소중히 여기며 만족할 때까지 답변해 드리려 노력하며, 동시에 치료에 도움이 될 수 있는 부분이 더 없을까 늘 고민합니다. 환자분과의 진지한 대화를 통해 회복에 대한 궁극의 답을 찾을 수 있다고 생각합니다.

CASE 2

# 제왕절개 후 왼쪽 견갑골, 팔, 손이 빼근하면서 결리고 저립니다

"

빼근하고 결리면서 화끈거리는 불편함이 사라지니 날아갈 것 같습니다. 이제는 아이를 볼 때도 불편함이 전혀 없어 육아에도 전념할 수 있습니다. 고질병을 해결해 주셔서 정말 감사합니다.

"

환자분은 출산 후 육아 휴직을 하는 동안 고질병인 근막통증증후군을 고치고 싶다고 하면서 내원하셨던 분입니다. 상당 기간을 통증에 시달렸지만 이제는 불편함이 없는 일상을 보내고 계십니다. 이 환자분이 어떻게 회복할 수 있었는지 소개해 보려고 합니다.
서울 영등포구 당산동에 사는 30대 중반 여자 변호사분의 사례입니다.

"제왕절개로 출산한 지 3달 정도 됐습니다. 그때부터 왼쪽 견갑골에서 팔, 손이 뻐근하고 결리고 저립니다. 팔이 전체적으로 화끈거립니다. 당시에는 출산 후에 생긴 후유증이겠지 하고 그냥 넘겼는데 시간이 지날수록 더 심해졌습니다. 정형외과에 갔더니 별다른 이상은 없고 근막통증증후군 때문에 그런 것 같다고 했습니다."

이미 출산 후라 몸이 약해질 대로 약해진 상태인데 근막통증증후군까지 생기니 환자분이 얼마나 고생하셨을까라는 생각이 먼저 들었습니다. 이런 몸 상태로 육아까지 하신다고 생각하니 마음이 좋지 않았습니다.

"요즘은 왼손 어제(엄지손가락 두툼한 부위) 부위가 마취한 것처럼 감각이 둔합니다. 어깨를 펴고 팔을 내리면 어깨가 찢어질 것처럼 뻐근하고 결립니다. 육아를 하니 몸이 쉴 수 있는 시간도 없습니다. 오늘도 겨우 시간을 내서 왔어요. 아픈 곳이 계속 늘어나니 무섭기만 하고 이러다 몸이 버티지 못할까 걱정이 됩니다."

꼭 치료를 하겠다는 간절한 마음에 어떻게든 시간을 내어 내원해 주셨던 환자분. 날이 갈수록 아픈 곳이 늘어나 무서웠다고 합니다.

"환자분 그동안 정말 고생 많으셨어요. 부정적인 생각을 떨쳐버릴 수 있도록 최선을 다하겠습니다. 다가올 건강한 날들을 생각하며 열심히 치료를 받아주세요."

홀로 고통을 견디느라 많이 무섭고 두려웠을 환자분께 진심어린 마음을 전하며 진료를 시작했습니다.

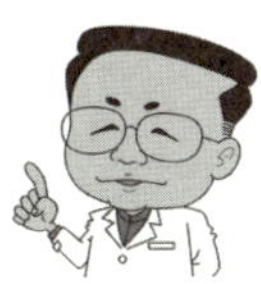

## 증상 개선에 도움이 됐던 **치료 방법들**

먼저 출산 전에 가지고 있던 생활습관에 문제가 있었던 건 아닌지 분석이 필요했습니다.

"생각해 보면 평소에도 항상 목과 어깨가 뻐근하고 결렸던 것 같습니다. 컴퓨터, 서류를 오래 보다 보니 뭉쳤구나 생각하고 넘어갔어요."

언제부터 그랬는지 본인도 모를 정도로 오래됐다고 합니다. 그러던 차에 차차 왼팔로 진행하는 느낌이 있었고, 제왕절개를 하면서 증상이 더 심해진 것으로 보였습니다.

환자는 불편한지 계속해서 팔을 주물렀습니다. 아픈 곳에 대한 불필요한 자극은 하는 순간에는 일시적으로 덜할지 모르지만 그런 자극으로 인해서 근막통증증후군이 더욱 심해질 수 있어 하지 말 것을 부탁드렸습니다. 불편하다면 아픈 곳에 아이스팩을 할 것을 부탁드렸습니다.

손목에 보호대를 하며, 잘 때도 차고 잔다고 합니다. 얼마나 통증이 심했으면 잘 때도 보호대를 하고 잘까요? 하지만 손목 주위 신경이 눌릴 수도 있고 장시간 착용하게 되면 근육과 근력이 빠질 수도 있어 필요한 순간에 잠깐 착용할 것을 부탁드렸습니다. 오래 착용을 해도 하루 1~2시간 이상은 하지 말 것을 지도했습니다.

임신 중에 뇌혈전이 생겨서 크렉산 주사를 맞았던 환자분으로 GOT, GPT 수치도 높은 상태였지만 근막통증증후군이 심해 간에 대한 손상을 가급적 줄이면서 최소 기간으로 필요한 양만큼 한약을 처방하기로 했습니다. 덕분에 빠른 치료도 가능했습니다.

근막통증증후군 이외에도 다른 질환은 없는지 꼼꼼하게 체크하여 더 악화되지 않도록 최선을 다했습니다.

이 환자분의 경우,

- 왼쪽 견갑골, 왼팔, 왼손 주변 근육을 풀어주면서 아픈 부위에 대한 불필요한 자극을 피하도록 하고
- 바른 정렬을 도와주면서 기혈 순환을 촉진시켜 근막통증증후군의 재발을 막아주면서
- 원기를 끌어올려 근막의 정상화를 유도하는 치료를 했습니다.

"이제는 보호대 없이도 일상생활이 가능해졌어요. 원장님 도움이 없었더라면 회복이 가능했을까 싶습니다. 조금이라도 아픈 곳이 생기면 바로 견우한의원으로 올게요."

잘 때도 보호대를 차고 지냈던 환자분이 이제는 보호대 없이도 일상이 가능해 기쁘다고 하셨습니다. 그토록 바라던 건강한 일상을 마주하는 환자분을 보니 안심이 되었습니다. 치료 종료 후 한참을 환자분과 웃으며 이야기를 나누었던 기억이 납니다.

완치 시점에 가서는 환자분과 일상 얘기를 나눌 정도로 가까워졌습니다. 주치의와 환자의 관계로 만났지만 라포가 형성되면 충분히 가능한 일이라고 생각합니다. 많은 대화를 통해 환자가 주치의를 더욱 신뢰할 수 있고 좀 더

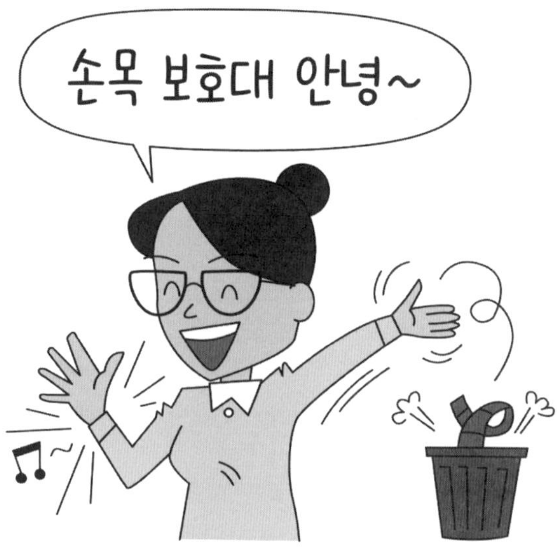

편하게 진료를 받을 수 있다고 생각합니다.

“아픈 건 아닌데 저릿하고 뻐근한 게 신경이 쓰여서 미치겠습니다.”
“근막통증증후군도 재발하나요?”
“좋아하는 운동도 못 하고 일도 제대로 못 하니 일상이 엉망입니다.”

근막통증증후군 때문에 일상이 힘들고 마음은 점점 지쳐간다는 점 누구보다 잘 알고 있습니다. ‘왜 내게 이런 일이 벌어진 걸까?’ 하며 억울한 마음도 드실 겁니다. 그런 마음 충분히 이해합니다.

고통스럽고 힘들기 때문에 치료조차 시작하기 힘들다는 것도 잘 알고 있습니다. 하지만 이제는 과감하게 생각을 바꾸셨으면 좋겠습니다. 치료를 하지 않는다면 근막통증증후군은 저절로 해결되지 않습니다.

개개인에 맞는 올바른 치료법과 환자의 긍정적인 치료 의지가 함께 한다면 충분히 회복할 수 있고 행복한 일상을 보낼 수 있습니다.

CASE 3

# 오른쪽 흉쇄유돌근이 잡아당기고 조입니다

"

동생도 근막통증증후군이 있었는데 저보다는 덜했지만 한참을 고생했습니다. 그렇게 고생하던 동생이 견우한의원을 통해서 회복했다고 해서 희망을 가지고 왔습니다. 동생 말대로 치료를 정말 잘하시는 것 같아요. 이렇게 근막통증증후군의 굴레에서 벗어나고 나니 이제야 비로소 사람이 된 느낌입니다.

"

견우한의원에서 근막통증증후군을 치료한 동생 소개로 내원한 서울 용산구 한남동에 살면서 외국계 회사에 다니는 40대 후반 여자분의 사례를 소개합니다.

동생분의 성함을 듣고 나니 당시 치료 과정이 생각났습니다. 환자분 말대로 근막통증증후군 때문에 오랫동안 고생을 했던 분이었는데 최적의 치료 방법을 통해 재발이 없는 회복에 성공했습니다.

동생분의 좋은 사례를 듣고 내원해 주신 만큼 긍정적인 치료 의지를 가지고 계셨습니다.

"10년 전 산후에 시댁과의 문제가 생기면서 증상이 시작된 것 같습니다. 오른쪽 흉쇄유돌근이 짧아진 느낌이고, 이물감이 있으며, 오른쪽 머리·오른쪽 팔·오른쪽 다리까지 힘이 들어가지 않고 도려내고 싶은 심정이었습니다. 최근에 회사 업무가 많아지면서 몸의 반쪽이 내 살이 아닌 것 같습니다. 왼쪽도 증상이 있기는 하지만 오른쪽보다는 덜합니다."

근막통증증후군을 가지고 산 지 벌써 10년. 얼마나 고통스러웠으면 아픈 곳을 도려내고 싶다고 하셨을까요? 육아에 회사 업무까지 환자분에게 일상은 쉼이 없는 일의 연속이었습니다.

몸에 힘이 제대로 들어가지 않는 상황에서 어쩔 수 없이 버텨왔다는 표현이 맞는 것 같았습니다.

"목과 어깨도 늘 뻐근하고 결립니다. 마사지를 받으면 그 순간은 일시적으로 좋아집니다. 이석증도 있는데 흉쇄유돌근이 편하면 덜합니다. 흉쇄유돌근 안에 팽팽한 고무줄이 있어 잡아당기는 기분입니다. 어느 순간 얼굴에 비대칭도 생겼습니다. 몸 여기저기가 아프니 아침에 일어나면 짜증부터 납니다. 기분 좋았던 적이 언제인지 모르겠어요."

늘 뻐근한 목과 어깨 그리고 이석증까지. 이 모든 걸 홀로 버텨온 환자분이 대단하게 느껴질 정도였습니다. 자신의 근막통증증후군 발병 이력을 발생하게 된 계기부터 시작해 진료 경과, 주증상, 병원 검사, 문의사항 순으로 빽빽하게 적어 오셨던 환자분으로 그만큼 통증의 정도와 깊이가 남다른 분이었습니다.

"정형외과에서 근막통증증후군 판정을 받고 도수, 충격파, 주사 치료를 꾸준히 받았는데 별다른 차도가 없습니다. 병원에 다닌 시간이 너무 아까웠어요. 이번에는 제대로 치료를 받아서 근막통증증후군에서 벗어나고 싶습니다."

이야기 내내 눈물을 보일 정도로 환자분은 많은 스트레스를 받고 있는 상태였습니다. 더 이상 진료를 받는 시간이 아깝다고 느끼지 않도록 진료 한 번 한 번에 최선을 다했습니다.

아울러 1년 중에 만나는 환자분 중에서도 예민한 정도에 있어서는 최상위를 차지할 정도로 상담하는 내내 긴장을 했던 분입니다. 어떤 말을 하면 계속해서 꼬투리를 잡거나 토를 달아서 상담하는 내내 말 한마디 한마디에 조심에 조심을 했습니다.

"동생분께 들었겠지만 근막통증증후군이 해결되면 일상이 달라질 겁니다. 그동안 너무 고생 많으셨어요. 기분 좋게 하루를 시작할 수 있도록 꼭 회복을 도와드리겠습니다."

처음에는 다가가기 힘들던 환자분이었지만 치료가 진행되면서 마음의 문을 열어 누구보다도 치료를 믿고 신뢰

하면서 따라주셔서 좋은 결과를 만들 수 있었습니다.

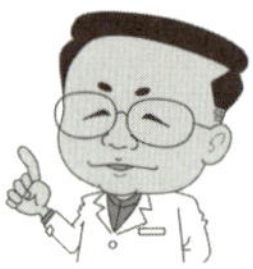

## 증상 개선에 도움이 됐던 **치료 방법들**

**근막통증증후군은 강박적이거나 집착하는 성격 혹은 자기 관리가 철저한 성격, 예민하거나 긴장을 자주 하는 분에서 흔하며, 여기에 고도의 혹은 만성적인 스트레스가 더해지면서 증상이 발전하는 증후군입니다.**

환자분의 경우 10년 전 시댁과의 문제로 생긴 스트레스와 업무 스트레스가 겹치면서 발생한 것으로 보였습니다.

**여기에 잘못된 자세, 과음, 과로 등이 더해지면서 더욱 발전하게 됩니다.**
**아프기보다는 뻐근함, 결림, 당김, 조임, 저림, 콕콕 찌름, 서늘함, 화끈거림, 먹먹함처럼 신경이 쓰이고 설명하기 어려운 짜증나면서 불쾌한 증상을 유발합니다.**

"흉쇄유돌근을 자주 주무르고 스트레칭을 하는데 이상하

게 하면 할수록 증상이 더 심해집니다. 아파도 어쩔 수가 없어요. 어떻게 할 수도 없고 정말 미치겠습니다."

상담하는 내내 증상을 설명하면서도 계속해서 아픈 흉쇄유돌근에 손이 가는 게 보였습니다. 근막통증증후군이 있는 상태에서 아픈 곳에 대한 불필요한 자극은 증상을 악화시킬 수 있어 하지 말 것을 부탁드렸습니다.

"아픈 곳이 신경 쓰이고 불편하면 아이스팩을 하고, 흉쇄유돌근 안에 팽팽하게 당기는 느낌은 치료가 진행되면서 차차 사라질 테니 너무 걱정하지 마세요."

환자분이 가지고 있던 잘못된 습관을 짚어드리고 대신 할 수 있는 방안을 티칭해 드리고 있습니다.

일부에서는 흉쇄유돌근 부위에 골프공이나 마사지 볼로 문지르는 경우도 있는데 이렇게 되면 일시적으로는 외부 자극으로 인해 편한 느낌을 받을 수 있을지는 모르지만 그런 일련의 자극으로 인해 근막에 또 다른 문제가 발생하면서 증상이 심해지는 경우를 자주 보게 됩니다. 아픈 곳에 대한 자극은 근막통증증후군에서는 조심에 조심을

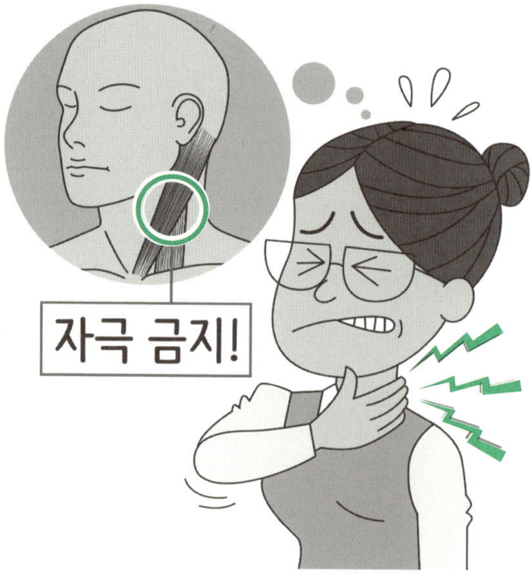


하는 게 좋습니다.

술을 많이 마시지는 않지만 종종 마신다고 합니다. 술은 근막통증증후군을 악화시키는 요인 중 하나이기에 양과 횟수를 줄여야 한다고 지도했습니다.

커피는 디카페인을 마신다고 합니다. 디카페인 커피는 카페인이 덜한 것으로 없는 것이 아니기에 양과 횟수를 줄이는 게 좋고 정 마셔야 한다면 오전에 마실 것을 부탁드렸습니다. 오후에 간절하게 생각난다면 커피 가글을 하는 것도 좋다고 알려드렸습니다.

"재택근무를 일주일에 3회 정도 하는데 이상하게 재택근무를 하고 나서 증상이 더 심해졌습니다. 보통 침대에 간이책상을 올리고 노트북으로 작업을 합니다."

환자분처럼 일을 하는 경우 노트북을 사용하면 자세가 무너지기에 책상에서 데스크탑을 사용해 작업할 것을 부탁드렸습니다. 아울러 자세 무너짐 방지를 위해 하루에 한두 시간 전후로 빨리 걷거나 가벼운 조깅을 추천해 드렸습니다.

특히 장시간 작업을 하는 경우 자세가 무너지기 쉽습니다. 이럴 때는 20~30분에 한 번씩은 스마트폰에 알람 기능을 설정해 화장실에 한 번 다녀오는 습관을 들이는 것도 좋습니다. 꼭 소변을 보라는 것이 아니며, 일어났다가 착석을 하면서 바른 자세를 취하기 때문에 도움이 됩니다. 물론 중간중간 맥켄지 신전법을 병행하면 더욱 좋습니다.

근막통증증후군이 좋아지면 반쪽의 다른 감각과 이석증, 얼굴 비대칭도 서서히 사라질 거라고 말씀드렸습니다.

이 환자분의 경우,

- 아픈 곳을 만지거나 마사지 하지 말고
- 술과 커피를 조절하면서
- 목과 어깨, 오른쪽 흉쇄유돌근 주변 근육을 풀어주고
- 가급적 시선을 눈높이로 해서 작업을 하며
- 심화를 다스려 불안, 초조를 다스리고
- 바른 정렬을 도와주면서 기혈 순환을 시켜 근막통증증후군의 재발을 막아주면서
- 원기를 끌어올려 근막을 활성화하는 치료를 했습니다.

"근막통증증후군 때문에 불편한 게 한두 가지가 아니었는데 치료받고 나니 정말 다 해결되었네요. 특히 이석증과 얼굴 비대칭 때문에 늘 스트레스였는데 싹 고쳐주셔서 감사합니다. 견우한의원을 소개해준 제 동생한테 고맙다고 해야겠어요."

그토록 원했던 건강한 일상을 되찾으신 환자분은 많이 고마워했습니다. 스트레스였던 이석증과 양쪽 비대칭까지 해결해 드릴 수 있어서 기뻤습니다. 치료 종료 후 환자분은 누구보다 밝은 미소를 보여주셨습니다. 근막통증증후군에서 벗어남과 동시에 안정적인 마음을 되찾으셨습

니다. 앞으로도 건강하고 행복한 미소로 하루를 시작하셨으면 좋겠습니다.

“근막통증증후군이 생기고 나서 이석증, 얼굴 비대칭까지 생겼어요.”
“신경이 쓰이는 불편함 때문에 잠을 제대로 못 잡니다.”
“정형외과 치료가 저한테 맞지 않는 것 같은데, 다른 방법이 있을까요?”

근막통증증후군은 통증보다는 신경이 쓰이는 불편함이기 때문에 증상 초기에 방치하는 환자분이 많습니다. 하지만 시간이 지날수록 반복되는 불편함에 일상은 점점 힘들어지게 됩니다. 소중한 일상에 방해가 되는 근막통증증후군에서 하루라도 빨리 벗어나야 합니다.

견우한의원은 환자분의 입장이 되어 먼저 생각하고, 어떻게 하면 회복을 통해 근막통증증후군으로 인해 생긴 고민을 모두 해결해 드릴 수 있을까 고민합니다. 근막통증증후군으로 두려워하는 분들에게 희망을 드리고 지친 마음을 헤아려 드리며 치료를 진행합니다.

CASE 4

# 교통사고 후 목, 어깨, 왼쪽 날갯죽지, 쇄골에 빼근함, 결림, 당김, 조임이 심해졌습니다

"

아픈 건 아닌데 말로 표현하기 힘든 신경이 쓰이는 불편함 때문에 너무 짜증이 나고 힘들어서 견우한의원을 찾았습니다. 원장님이 시키는 대로 하니 신기하게 첫날부터 좋아지는 게 느껴졌습니다. 그래서 이번에는 나을 수 있겠다는 믿음을 가지고 끝까지 치료를 받을 수 있었습니다.

"

근막통증증후군으로 인해 늘 예민하고 힘든 일상을 살았

지만 꾸준한 치료를 통해 삶의 활력을 되찾은 대기업에 다니는 30대 중반 남자분의 사례를 소개합니다.

"6개월 전에 교통사고가 나면서 목과 어깨, 왼쪽 날갯죽지, 왼쪽 쇄골의 뻐근함과 결림, 당김, 조임이 심해져 폼롤러로 열심히 풀었습니다. 처음에는 풀리는 느낌이 있었지만 시간이 지날수록 더 아파서 정형외과에 갔습니다. 검사상 거북목이 약간 보이기는 하지만 근막통증증후군 때문에 그런 것 같다고 했습니다. 최근에는 두통이 심하고 왼쪽 가슴으로 쪼이는 느낌도 있어 숨을 쉴 때면 계속 신경이 쓰입니다."

사고가 나기 전에도 목과 어깨결림이 늘 있었다고 합니다. 근막통증증후군이 상당히 오래전부터 진행된 것으로 보였습니다. 컴퓨터, 노트북, 스마트폰을 달고 사니 그런가 보다 하면서 지냈다고 합니다. 그러던 중 6개월 전에 교통사고가 나면서 증상이 더욱 심해졌다고 합니다.

"오랫동안 앉아서 근무를 하는데 몸 전체가 뻐근하고 불편하다 보니 일에 집중하기가 힘듭니다. 정형외과를 다니면 당연히 괜찮아질 줄 알았는데 불편함이 그대로 남아 있습니다. 병원에 다니느라 병가도 많이 써서 이제는 연차를 쓰거나 주말에 다녀야 합니다. 연차를 계속 쓰는 것도 부담이고 주말에 진료하는 병원을 찾다가 견우한의원을 알게 되었습니다."

회복을 위해 정형외과에 꾸준히 다녔지만 환자분이 원하는 결과를 얻지 못했다고 합니다. 더 이상 시간을 내는 것은 부담이 되어 주말에 진료하는 병원을 찾던 중 견우한의원을 알게 되었고, 내원하기 전에 근막통증증후군과 관련하여 전화 문의를 3번이나 주셨던 분이었습니다.

"내원하기 전에 전화로 이것저것 물어봤는데 담당 직원분이 친절하게 설명해 주셨어요. 저 같은 직장인을 배려해 주는 마음이 좋아 내원하긴 했는데 한의원 치료는 처음이라 조금 걱정이 되기는 합니다."

좋은 마음으로 내원했지만 한의원 치료는 처음이라 걱정을 하고 계셨습니다. 용기를 내서 견우한의원에 오기는 했지만 새로운 치료다 보니 걱정이 될 수밖에 없다고 생각합니다. 이미 이전 병원에서 충분히 회복하지 못했던 상황이라면 더더욱 그럴 수밖에 없을 것 같습니다. 환자분의 답답한 마음과 궁금증이 모두 해소될 수 있도록 시간을 가지고 자세하게 설명해 드렸습니다.

"일단 치료를 받아도 왜 낫지 않는지 정말 궁금합니다. 증상이 심해진 원인이 교통사고라는 건 알지만 다치지 않았던 곳까지 불편하니 이상하기만 합니다."

환자분이 궁금해 하던 부분들에 대해 차근차근 설명해 드리면서 원인 분석을 시작했습니다.

"환자분은 이미 근막통증증후군을 가지고 있었던 것으로 보입니다. 그런 상태에서 교통사고라는 외상이 더해지면서 증상이 발전한 경우로 이런 경우 증상의 정도나 부위가 갑자기 폭발적으로 증가하는 경우를 종종 볼 수 있습니다. 다치지 않았던 곳에 증상이 나타나는 이유도 외상이 더해지면서 생겼다고 보시면 됩니다. 무엇보다 빠르고 정확한 초기 치료가 중요합니다."

교통사고가 난 부위가 아님에도 증상이 나타난다면 환자분처럼 의문을 가질 수밖에 없습니다. 환자가 공감할 수 있도록 충분히 설명하고, 자연스럽게 치료로 이어질 수 있도록 최선의 노력을 다하고 있습니다.

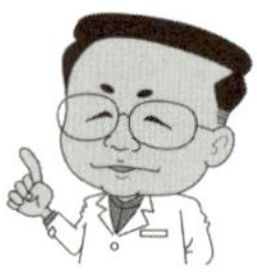

## 증상 개선에 도움이 됐던 **치료 방법들**

회사에 노트북이 있어서 데스크탑과 병행을 한다고 합니다. 집에서도 노트북이 있어 자주 사용한다고 합니다.
노트북을 사용하게 되면 내려 보게 되고, 이는 목과 어깨에 부담을 줄 수 있어 가급적 피하는 것이 좋습니다. 사용할 수밖에 없다면 화면의 가운데가 눈높이로 오도록 조정한 후 블루투스를 이용해 키보드를 사용할 것을 부탁드렸습니다.

커피를 많이 마신다고 합니다. 적게 마시면 4잔, 많이 마시는 날에는 7잔까지도 마신다고 합니다. 커피를 마시게 되면 카페인이 들어 있어 수면장애의 원인이 되기에 양과 횟수를 줄여야 한다고 말씀드렸습니다. 평소 근막통증증후군으로 인해 잠을 자주 설친다고 하여 커피는 가급적 오전에 마시되 오후에 생각날 경우 커피 가글을 할 것을 지도했습니다.

자기 전에 1시간 정도는 스마트폰을 누워서 혹은 돌아누워서 한다고 합니다. 수면 전에 하는 스마트폰 사용은 수면장애를 유발할 수 있고, 경추뿐만 아니라 근막통증증후군에도 부정적인 영향을 줄 수 있어 수면 1시간 전에는 하지 말 것과 스마트폰 화면의 가운데가 눈높이로 해서 사용할 것을 부탁드렸습니다.

근막통증증후군으로 인한 수면장애는 치료가 진행되면서 차차 나아질 거라고 말씀을 드렸습니다.

"폼롤러를 하면 풀릴 거라고 생각해 아픈 부위 이곳저곳에 열심히 했는데, 처음에는 풀리는 느낌을 받았지만 이

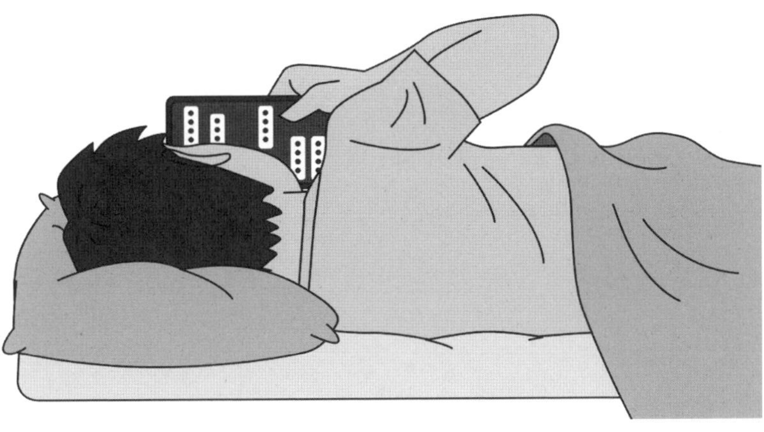

상하게 하면 할수록 더 불편해졌습니다. 뭐가 잘못된 건지 도저히 모르겠습니다."

근육통이 아닌 근막통증증후군이기에 통증 유발점이 활성화되면서 이런 현상이 발생하게 됩니다. 아픈 곳에 대한 불필요한 자극을 하지 말고 불편한 곳에는 폼롤러 대신 아이스팩을 할 것을 지도했습니다.

술은 많이 마시지는 않고 가끔 한 잔씩 한다고 합니다. 음주는 근막통증증후군을 악화시키는 인자 중 하나이기에 양과 횟수를 조절할 것을 부탁드렸습니다.

3년 전에 오른쪽에 신장암이 생겨 절제를 했다고 합니다. 체중이 어느 정도 나가는 통통한 체형을 가진 환자분으로 한 개의 신장이 2개의 역할을 하기에 체중 조절을 하는 게 좋다고 알려 드렸습니다. 그렇지 않으면 하나의 신장에도 무리가 오기 마련입니다.

신장암 환자라 그런지 신장에 무리를 줄 수 있는 약물에 상당히 예민했습니다. 신장에 가급적 무리가 가지 않게 최대한 신경을 써서 한약을 처방하겠다고 약속드렸습니다.

만세를 하고 잔다고 합니다. 경추에 문제가 있는 분들의 수면 패턴 중 하나로 회전근개에도 무리를 줄 수 있어 내리고 잘 것을 부탁드렸습니다. 수면 중에 만세를 하고 자는 것을 안다면 팔을 내리고 잘 것을 부탁드렸습니다.

목이 자주 결려서 목을 돌려 우두둑을 자주 한다고 합니다. 이런 행위를 할 당시에는 근육이 풀리는 느낌도 들겠지만 근막을 자극할 수 있고 목디스크를 유발할 수 있어 하지 말 것을 부탁드렸습니다. 대신 목을 뒤로 넘기는 맥켄지 신전법이 좋다고 알려 드렸습니다. 아울러 불편한 부위에 아이스팩을 하는 것도 좋습니다.

두통은 근막통증증후군으로 목과 어깨 근육이 경결되면서 머리로 올라가는 신경과 혈관이 눌리면서 유발된 것으로 보여 치료가 진행되면서 차차 사라질 거라고 말씀드렸습니다.

이 환자분의 경우,

- 술과 커피를 조심하고
- 만세 자세로 자지 않으며
- 목 돌리기를 하지 말고

- 스마트폰이나 노트북을 눈높이에서 바라보며
- 아픈 곳을 만지거나 마사지하지 말고
- 목과 어깨, 왼쪽 날갯죽지, 왼쪽 쇄골 주변 근육을 풀어주고
- 바른 정렬을 도와주면서 주의 사항을 잘 준수하고
- 기혈 순환을 시켜 근막통증증후군의 재발을 막아주면서
- 원기를 끌어올려 근막을 정상화하는 치료를 진행했습니다.

"치료 받은 첫날부터 몸이 달라지고 한 주 한 주 지날 때마다 가벼워지는 게 느껴져서 신기했습니다. 처음에 전화상담을 해주었던 직원분도 그렇고 원장님도 친절해서 편안하게 치료를 받을 수 있었습니다."

환자분께 견우한의원은 삼박자가 다 맞았던 것 같습니다. 처음에 내원했던 이유인 직장인을 위한 주말 진료, 친절하고 따뜻한 직원과 주치의, 만족스러운 한방 치료, 이 모든 것이 환자분의 치료 의지를 긍정적으로 만들 수 있었다고 생각합니다. 더 이상 힘든 하루가 아닌, 가볍고 기분 좋은 하루하루를 보내셨으면 좋겠습니다.

"교통사고 이후 몸 전체가 불편해졌습니다. 치료를 받아도 그대로입니다."

"근막통증증후군 때문에 짜증나는 일이 많아졌습니다."
"평일에는 시간이 안 나서 치료를 받고 싶어도 시간을 맞추기가 쉽지 않네요."

근막통증증후군을 치료하고 싶은데 시간이 맞지 않거나, 치료 방법이 맞지 않아 고민인 환자분들이 있을 거라고 생각합니다. 곁에서 함께 고민하는 보호자분들도 답답하신 마음이 크실 겁니다. 더 이상 작은 고민들이 치료에 방해가 되지 않도록 최선을 다해 도와드리고 싶습니다.

견우한의원은 오직 환자를 위한 최선의 치료 환경을 만들어 가고 있습니다. 평일 치료 시간이 부족하다면 주말에라도 치료를 도와드리고, 질환으로 인한 고민이 있다면 진료시간을 길게 잡더라도 답답한 마음을 풀고 가실 수 있도록 노력하고 있습니다.

질환 그 자체를 치료하는 것도 중요하지만 마음까지 치유하여 회복 후에도 건강한 삶을 쭉 이어가셨으면 좋겠습니다.

CASE 5

# 초등학교 6학년 때부터 시작된 20년 된 근막통증증후군입니다

"

푹 잘 수 있어 아침이 늘 상쾌합니다. 이런 기분을 느낀 게 도대체 얼마 만인지 모르겠습니다. 아침이면 늘 뻐근하고 저려서 아침이 두렵고 하루 종일 피곤했습니다. 20년 된 근막통증증후군이어서 치료가 가능할지 걱정을 많이 했는데 회복이 되고 나니 새로 태어난 기분입니다.

"

20년을 넘게 고통 받아온 근막통증증후군을 말끔하게 털어내고 이제는 자신감 넘치는 모습으로 일상을 보내고 있는 30대 초반 여자분의 사례를 소개합니다.

서울 남대문에서 화장품 판매원으로 근무한다고 했습니다. 다니던 정형외과에서 별의별 치료를 다 받았고, 더 이상 해줄 게 없다고 하면서 한방 치료를 받아보면 어떠냐고 하면서 견우한의원을 소개해 주었다고 합니다.

초등학교 6학년 때 미끄럼틀에서 친구들과 놀다가 오른쪽 어깨로 심하게 넘어졌는데, 그 이후로 뻐근함, 결림, 당김, 저림이 생겼다고 합니다. 너무 어릴 때라 치료를 받아야겠다는 생각은 하지 못했던 것 같습니다. 처음부터 주기적으로 아픈 건 아니었는데 피곤하거나 스트레스를 받거나 잠을 못 자면 더 심해졌다고 합니다.

그러다가 3년 전부터는 증상이 심해져 목, 오른팔, 오른쪽 손목으로 퍼지면서 아침이면 뻐근하고 저려서 잠을 설치는 날이 많아졌다고 합니다. 정형외과에서 검사를 했더니 근막통증증후군 때문에 그런 것 같다고 했답니다.

오래 전에 오른쪽 어깨를 다친 이후로 불편함이 생겼다

고 합니다. 빼근함, 결림, 당김, 저림 등 통증이 있는 건 아니지만 신경이 쓰이는 불편함에 잠을 설치는 날이 많아졌다고 합니다.

처음에는 어깨만 불편했지만 3년 전부터는 목, 오른팔, 오른쪽 손목까지 퍼져 일상생활에 큰 불편함을 느끼고 있었습니다. '치료를 조금 더 일찍 시작했더라면….' 이라는 말을 몇 번이고 반복하며 치료를 늦게 시작한 자신을 탓하고 있었습니다.

"20년 전에 병원에 갔더라면 이렇게 고생하지는 않았겠죠? 정형외과에서도 해줄 수 있는 게 없다고 하니 이제는 정말 끝인가 싶었습니다. 한방 치료를 추천받고 오기는 했는데 이렇게 오래 된 근막통증증후군도 회복이 가능한가요?"

불편한 곳은 점점 늘어나는데 병원에서 해줄 수 있는 게 없다는 말을 들었을 때 환자분은 얼마나 괴로운 마음이 들었을까요? 온종일 인터넷 검색을 할 정도로 고민이 많았다고 합니다.

"정형외과 원장님이 견우한의원을 소개해 줘서 오기 전에 인터넷 검색을 많이 하고 왔습니다. 다수의 논문뿐만 아니라 어깨 관련 서적을 6권이나 저술할 정도로 어깨에 진심인 게 느껴져 오게 되었습니다. 저처럼 근막통증증후군을 오랫동안 가지고 있던 환자가 회복한 사례를 보고 나을 수 있다는 희망을 품게 됐습니다."

다니던 병원에서 소개를 받기는 했지만 여전히 불안한 마음이 컸던 모양입니다. 블로그에 있는 많은 근막통증증후군 사례를 이미 읽어보고 왔다고 했습니다. 사례를 통해 조금이나마 희망을 품고 내원을 한 상황이었습니다. 정말 잘 오셨다고 말씀드리고 환자분의 발걸음이 헛되지 않도록 최선을 다해서 진료를 하겠다고 약속드렸습니다.

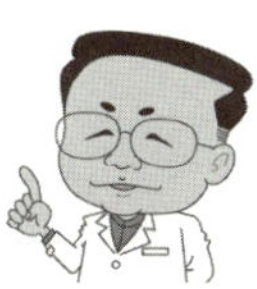

## 증상 개선에 도움이 됐던 **치료 방법들**

환자분의 경우 어려서 발생한 외상을 시작으로 잘못된 자세, 술, 커피, 불필요한 자극 등이 더해지면서 증상이 발전한 것으로 보였습니다.

처음 발생한 외상이 주원인이기는 하지만, 이후 환자분이 평소 가지고 있던 생활습관도 중대한 영향을 미칠 수 있기에 꼼꼼히 파악하여 재발이 없는 회복이 가능하도록 돕고 있습니다.

술은 일주일에 2번은 마신다고 합니다. 술 마시는 분위기를 좋아해 취할 정도로 마신다고 합니다. 그런데 어느 때부턴가 술을 마시고 나면 증상이 더 심해졌다고 합니다. 술은 근막통증증후군을 악화시키는 원인 중 하나로 어느 정도 절제가 필요하다고 알려 드렸습니다.

커피는 오전에 마시지는 않지만 오후에 1잔을 꼭 마신다고 합니다. 오후에 커피를 마시게 되면 수면에 장애를 줄 수 있어 양과 횟수를 조절할 것을 부탁드렸습니다.

상담하는 중에도 아픈 목, 어깨, 팔을 주무르거나 돌리고 있었습니다. 얼마나 불편함이 크셨으면 상담이 끝날 때까지도 반복하고 계셨을까요? 아픈 곳에 대한 불필요한 자극은 증상을 악화시킬 수 있기에 가급적 하지 말 것을 부탁드렸습니다. 아픈 곳에는 아이스팩을 할 것을 지도 했습니다.

"최근 들어서는 불편한 주기가 더 짧아졌습니다. 예전에는 아프면 진통제나 근육이완제를 먹으면 효과가 있었는데 어느 순간부터는 약발도 잘 듣지 않고 통증이 잘 가라앉지 않습니다. 아프면 아픈 대로 참으면서 생활하고 있습니다."

이제는 약을 먹어도 통증이 줄지 않고 불편한 주기도 짧아진 상황이라고 합니다. 언제 통증이 찾아올지 몰라 불안한 마음을 가지고 있다고 합니다. 근막통증증후군이 발전하면서 생기는 증상으로 이런 부분은 치료가 진행되면서 차차 사라지니 너무 걱정할 필요는 없다고 말씀드렸습니다.

치료가 어느 정도 진행되던 중에 초진 상담 때 살짝 불편하다고 했던 오른쪽 날갯죽지의 불편함을 호소하기 시작했습니다. 요즘은 거기가 더 신경이 쓰인다고 했습니다. 이런 경우는 메인 통증이 워낙 심하다 보니 상대적으로 가려져 있다가 심한 통증이 가라앉으면서 상대적으로 덜

느꼈던 부위의 통증을 더 느끼게 되는 경우에 해당합니다. 더 나빠진 건 아닌가 걱정하는 환자분께 해당 내용을 충분히 설명해 드렸습니다.

"늘 통증이 함께 했는데 요즘은 통증이 많이 줄어 허전함까지 느껴집니다. 제 얼굴이 많이 밝아졌는지 주변에서 좋은 일 있냐고 물어볼 정도입니다."

치료가 진행되면서 얼굴이 몰라보게 밝아졌습니다. 주변에서도 알아볼 정도로 환자분의 상태는 점점 호전되고 있었습니다.

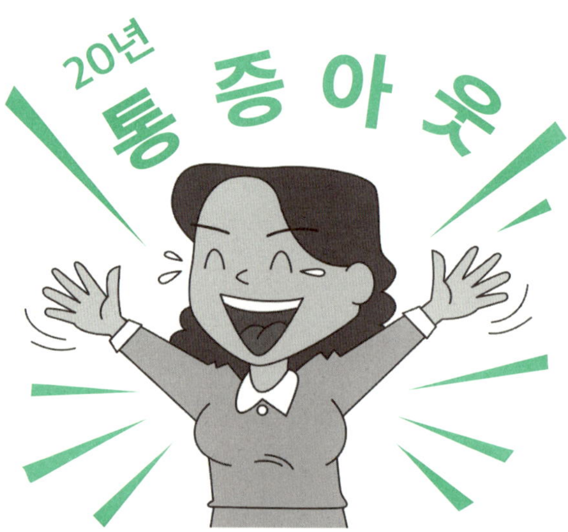

이 환자분의 경우,

- 아픈 부위에 대한 불필요한 자극을 줄이고
- 자신만의 확인법을 조심하며
- 술과 커피를 조심하면서
- 목, 어깨, 팔, 손의 바른 정렬을 도와주고
- 관련 근육을 풀어주면서 주의 사항을 조심하고
- 기혈 순환을 시켜 근막통증증후군의 재발을 막아주면서
- 원기를 끌어올려 근막을 정상화하는 치료를 했습니다.
- 추가적으로 말한 오른쪽 날갯죽지의 치료도 병행했습니다.

"통증 때문에 늘 한숨을 달고 살았는데 이제는 웃는 날이 더 많아졌습니다. 저를 오랫동안 보아온 직장 동료가 회복한 제 모습을 보더니 어느 병원을 다닌 거냐며 물어보기까지 했습니다. 앞으로는 불편한 곳이 생기면 미루지 않고 치료 받으러 오겠습니다."

걱정 가득했던 첫 진료 때의 모습은 찾아볼 수 없을 정도로 환자분의 모습은 달라져 있었습니다. 이제는 어떤 일이든 할 수 있을 것 같다는 강한 자신감을 보여주었습니다.

근막통증증후군 때문에 오랫동안 고생을 했지만 이제는 통증 없는 건강한 일상을 보냈으면 좋겠습니다.

“이제는 진통제를 먹어도 통증이 줄어들지 않습니다. 하루하루가 고역이에요.”
“어깨가 돌덩이처럼 단단하게 굳어있어 너무 불편합니다.”
“왜 치료를 받아도 낫지 않을까요? 정말 답답합니다.”

지속적이지만 둔한 통증, 신경이 쓰이는 불편함이다 보니 사태의 심각성을 잘 못 느끼는 경우가 많습니다. 단순한 근육통이라고 착각해 시간이 지나면 괜찮아질 거라고 생각할 수도 있습니다.
하지만 근막통증증후군은 초기에 제대로 치료하지 않으면 만성으로 이어져 우울증, 수면장애까지 유발할 수 있으며, 10년, 20년 넘게 불편함을 느끼게 될 수도 있습니다.

수많은 근막통증증후군 환자분들의 회복을 도와드리고, 오랫동안 연구한 만큼 자신 있게 말씀드릴 수 있습니다. 지금 이 글을 읽고 계신 분들도 충분히 회복할 수 있습니다.

CASE 6

# 치과 교정 이후 달라진 일상이 너무 고통스럽습니다

"

목, 어깨, 승모근의 불편함뿐만 아니라 양턱으로 쥐어짜는 턱관절장애가 사라지니 어떤 음식도 두렵지 않아요. 자려고 누우면 목, 어깨, 승모근이 쪼여오면서 경직이 돼서 자는 것도 너무 힘들고 어떤 때는 숨쉬기조차 힘이 들었는데 그런 것들이 사라지니 딴 세상을 사는 것 같습니다. 치료받길 정말 잘한 것 같습니다.

"

치과 교정을 하면서 생긴 근막통증증후군이 목, 어깨, 왼팔, 왼손까지 진행이 되어 불편함과 고민이 많았지만 견우한의원을 통해 건강을 되찾은 서울 마포구 중동에 사는 20대 초반 여자 음대생 사례를 소개합니다.

"10살 때 송곳니가 날 곳이 없다고 해서 치과 교정을 시작했습니다. 그 후 왼쪽은 닿는데 오른쪽은 닿지 않으면서 오른쪽 턱관절이 아프기 시작했습니다. 그러다 나중에는 왼쪽 턱관절도 쥐어짜듯이 찌릿찌릿하면서 아프기 시작했습니다. 그 이후 대학병원에 가서 장치를 설치했는데 증상이 더 심해져 다른 병원에 가서 교정을 했고 조금 덜해졌습니다."

10살 때 받은 치과 교정 이후 시작된 오른쪽 턱관절 통증! 그러다 왼쪽 턱관절에도 문제가 생겨버린 상황이었습니다. 다른 병원에서 교정을 하고 증상은 덜해졌지만 불편함은 남았다고 합니다.

"증상이 덜해지고 난 이후 갑자기 목과 어깨, 왼팔, 왼손으로 뻐근하고 결리고 당기는 불편함이 생겼습니다. 힘을 주고 자는지 긴장이 돼서 잠들기도 힘들고 아침에 일어나면 목, 어깨, 승모근, 양 날갯죽지, 턱까지 뻐근하고 결리면서 왼팔까지 저립니다. 최근에 양 흉쇄유돌근에도 증상이 생기면서 더 심해져 병원에 갔더니 교정을 하면서 생긴 근막통증증후군 때문에 그런 것 같다고 했습니다. 어떻게 교정 때문에 근막통증증후군에 걸린 건지 이해가 가지 않습니다. 치료를 받으면 좋아질 거라고 해서 도수, 충격파 치료를 받고 있는데 별다른 진전이 없습니다. 제발 도와주세요."

시간이 지날수록 증상은 심해지고 치료를 받아도 진전이 없으니 얼마나 답답했을까요? 이제는 불편함이 온몸에 느껴져 치료가 가능할지 무서운 마음이 든다고 합니다.

"지금 피아노를 전공하는데 오랫동안 연습하기가 힘들고, 연습을 하고 나면 증상이 더 심하게 느껴집니다. 조금 있으면 중간고사를 보는데 너무 걱정됩니다."

한창 집중해야 하는 시기에 몸이 따라주지 않아 걱정이 많다고 합니다. 환자분의 상황을 고려했을 때 건강한 대학 생활을 위해서라도 빠르고 정상 회복이 필요해 보였습니다. 불편함을 느끼는 곳이 많아 하루아침에 회복할 순 없겠지만 환자에게 맞는 치료 방법을 찾아 최선을 다했습니다.

“걱정 없이 연습을 하고 중간고사 준비도 잘할 수 있도록 최선을 다해 도와드리겠습니다. 진료 중에 불편한 점이 있으면 언제든지 말씀하세요.”

어떻게 하면 재발이 없는 회복과 함께 행복한 대학 생활을 환자분께 드릴 수 있을까 고민하며 진료를 이어나갔습니다.

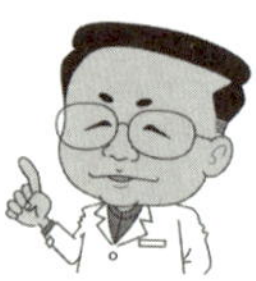

## 증상 개선에 도움이 됐던 **치료 방법들**

진료를 하는 동안 많이 불편한지 왼팔을 주무르거나 만지는 모습을 보였습니다. 아픈 곳에 대한 불필요한 자극은 일시적으로 증상을 완화시킬 수 있을지 모르지만 그런 자극은 근막의 통증 유발점을 활성화시켜 증상을 나빠지게 할 수 있기에 하지 말 것을 부탁드렸습니다. 손이 자주 가거나 불편한 곳에는 아이스팩을 할 것을 부탁드렸습니다.

"양 흉쇄유돌근에 증상이 심해지면 목을 좌우로 돌릴 때 드르륵 소리가 납니다. 목을 돌리면서 푸는데 그렇게 할수록 증상이 더 심해졌습니다. 목에 문제가 생긴 걸까요?"

불필요한 확인이나 자극은 회복에 도움이 되지 않기에 피할 것을 지도하고 근막통증증후군이 좋아지면 목에서 나는 소리도 줄어들 거라고 설명해 드렸습니다.

이처럼 환자분이 근막통증증후군과 관련하여 불안해하는 부분이 있을 수 있기에 상담 시 꼼꼼하게 파악하고 해결할 수 있게 노력합니다. 주치의만큼 관련 질환에 대해 알 수 없기 때문에 불안한 마음도 클 수밖에 없다고 생각합니다.

피아노 연습을 하다 보면 오래 앉아 있으면서 악보를 보기에 자세에 문제가 생길 수밖에 없어 바른 자세에 대한 중요성을 언급했습니다. 가급적 내려 보지 말고 눈높이에서 악보를 보며, 특히 엎드리거나 누워서, 돌아누워서, 화장실에서 스마트폰이나 책, 노트북 사용을 자제할 것을 부탁드렸습니다. 중간중간 목과 허리를 뒤로 넘기는 맥켄지 신전법을 할 것을 지도했습니다.

주의 사항 티칭을 통해 빠른 회복뿐만 아니라 회복 후에도 건강한 일상을 이어나갈 수 있도록 도와드리고 있습니다. 환자분의 경우 대학 졸업 후에도 전공이 직업으로 이어질 가능성이 크기에 바른 자세에 대해 한 번 더 강조해 드렸습니다.

아침에 모닝커피 한 잔은 꼭 마신다고 합니다. 그리고 콜라도 자주 마신다고 합니다. 카페인이 함유된 커피나 콜라는 수면장애를 유발할 수 있어 양과 횟수를 줄이는 게 좋다고 알려 드렸습니다.

"자려고 누우면 목, 승모근, 양 날갯죽지가 조여오면서 경직이 되는 경우가 많습니다. 그래서 자는 게 너무 힘들고 어떤 때는 숨쉬기가 힘들 때도 있습니다. 자다가도 가슴이 턱턱 막혀 너무 무섭습니다. 이러다 어떻게 되는 건 아니겠지요?"

환자분처럼 근막통증증후군이 오래되거나 심한 경우에 종종 볼 수 있는 현상으로 치료가 진행되면서 차차 사라질 거라고 알려 드렸습니다.

턱 안쪽이 살짝 꼬여있는 느낌이 들면서 증상이 심할 때는 맛을 잘 느끼지 못한다는 말도 했습니다. 이런 증상도 치료가 진행되면서 차차 사라지게 될 거라고 말씀드렸습니다.

근막통증증후군 환자분을 진료하다 보면 다양한 관련 증상을 접할 수 있는데 대부분 근막통증증후군이 해결되면 관련 증상은 차차 사라지게 됩니다. 진료 중 조금이라도 이상하거나 불편한 증상이 나타난다면 주치의에게 바로 알려주는 것이 가장 좋습니다.

이 환자분의 경우,

- 아픈 부위에 대한 불필요한 자극을 줄이고
- 뻐근한 턱을 풀기 위한 자신만의 확인을 하지 않게 하고
- 부피가 크거나 딱딱한 음식을 피하게 하고
- 턱관절의 바른 저작과 정렬을 도와주면서
- 목과 어깨, 승모근, 양 날갯죽지, 양 흉쇄유돌근, 양 턱관절, 왼팔, 왼손의 바른 정렬을 도와주고
- 관련 근육을 풀어주면서 기혈 순환을 시켜 근막통증증후군

의 재발을 막아주면서
• 원기를 끌어 올려 근막을 정상화하는 치료를 진행했습니다.

"처음에는 원장님이 알려주신 자세로 연습하는 게 너무 힘들었는데 치료를 받고 시간이 지날수록 바른 자세가 훨씬 편해지고 전처럼 불편함이 느껴지지 않아 신기했습니다. 주변에 어깨가 아프다는 지인이 있으면 견우한의원을 꼭 추천하고 싶습니다."

자세가 잘못되지는 않았는지 체크하기 위해 연습하는 영상을 찍어 보여줄 정도로 치료 의지가 강했던 환자분으로 좋아하던 콜라를 끊을 정도로 치료에 적극적으로 임해 주셨습니다. 환자분과 견우한의원이 하나가 되어 회복을 위해 노력했기에 이번에도 좋은 결과가 나올 수 있었습니다.

환자분은 피아노 연주회를 하게 되면 꼭 한 번 초대하고 싶다는 말을 남기며 밝은 모습으로 견우한의원 문을 나섰습니다.

"근막통증증후군 때문에 잠도 제대로 못 자고 일상이 엉

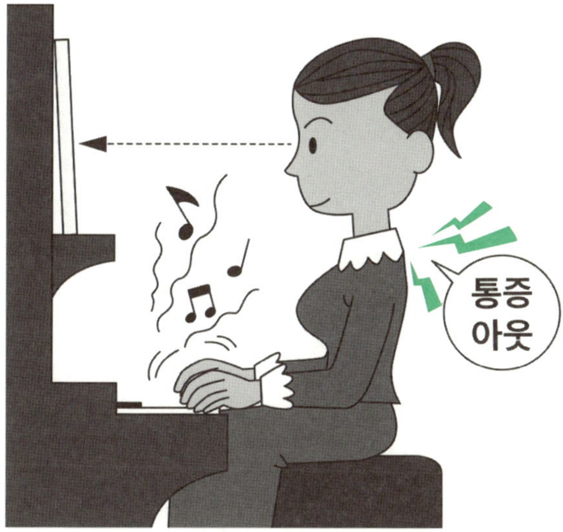


망입니다."

"외상이 있던 것도 아닌데 왜 이렇게 아픈지 모르겠습니다."

"일도 손에 안 잡히고 하루하루 겨우 버티고 있습니다."

**근막통증증후군은 단순한 근육통이 아닙니다. 우리의 사소한 일상을 송두리째 망가뜨릴 수 있는 무서운 질환입니다. 특별한 외상이 없더라도 다양한 원인에 의해서 발생할 수 있습니다. 그만큼 정확한 원인 분석을 통한 맞춤식 치료가 필요한 증후군입니다.**

견우한의원은 진료 시간이 다소 길어지더라도 충분한 상담을 통해 정확하게 원인 분석을 하고 최대한 환자에게 맞는 치료 방법을 찾아 회복에 도움을 드리고 있습니다. 주의 사항도 환자 개개인의 생활습관에 맞게 티칭하고 있습니다. 또한 환자분이 치료에만 집중할 수 있도록 편안한 진료 환경을 만들어가고 있습니다.

새로운 치료에 대한 환자분의 작은 용기가 일상을 바꾸어 놓을 수 있다는 것을 분명히 알려 드리고 싶습니다. 근막통증증후군으로 인해 더 이상 고통을 받지 않았으면 좋겠습니다.

CASE 7

# 이하선종양 수술 후 머리에서 발끝까지 불편합니다

"

이하선종양 수술 후 목과 양어깨, 흉쇄유돌근, 명치, 가슴, 다리까지 신경 쓰이는 불편함으로 하루 종일 시달렸습니다. 과연 나을 수 있을까 하는 마음으로 이곳에 왔지만 원장님의 열정과 치료에 대한 예후 등을 정확하게 알려주셔서 믿고 따를 수 있었습니다. 잘 고쳐주셔서 감사합니다.

"

7년 넘게 근막통증증후군으로 고생을 하다 따님의 추천을 받고 견우한의원에서 회복에 성공한 서울 영등포구 문래동에 사는 50대 초반 여자 약사님의 사례입니다. 따님이 인터넷 검색을 통해 견우한의원을 알게 되었고, 치료 사례를 읽어보며 이곳에 가면 나을 수 있겠다는 믿음이 들어 방문하게 되었다고 합니다. 추천을 받고 내원하기는 했지만 내원 전에도 전화를 여러 번 걸어 본인의 궁금증을 철저하게 확인하던 환자분이었습니다.

환자분이 내원 전에 조금이라도 고민을 덜었으면 하는 마음으로 전화를 받을 때마다 친절하게 설명해 드렸습니다.

"근막통증증후군 판정은 7년 전에 받았습니다. 목과 양어깨, 흉쇄유돌근, 명치, 왼쪽 가슴, 왼쪽 다리로 늘 뻐근하면서 결리고 조여오는 증상이 있고, 심지어는 저리기도 합니다. 머리에서 발끝까지 불편합니다. 5년 전에 왼쪽 이하선에 종양이 있다고 해서 수술을 했습니다. 이하선 종양을 제거하면 목과 양어깨, 흉쇄유돌근이 조금 편해지려나 했는데 수술 후 더욱 심하게 조여오기 시작했습니다."

수술 전에도 근막통증증후군이 있었지만 이하선종양 수술을 하면서 증상이 더욱 심해졌다고 합니다. 점점 심해지는 증상에 얼마나 불안하고 무서웠을까요? 빠르고 정확한 치료가 필요해 보였습니다.

“늘 다리를 꼬고 앉는데 오래 앉아 있으면 왼쪽 다리가 말리는 느낌이 있어서 조그마한 건부항을 합니다. 그러면 돌아가는 느낌이 확실히 덜합니다. 어깨가 말리면서 무너지는 느낌이 심해 항상 어깨 자세 교정기를 착용하고 있습니다. 하루 종일 통증에 시달리고 있습니다.”

어깨 자세 교정기를 차고, 건부항을 할 정도로 심한 불편함을 느끼고 있었습니다.

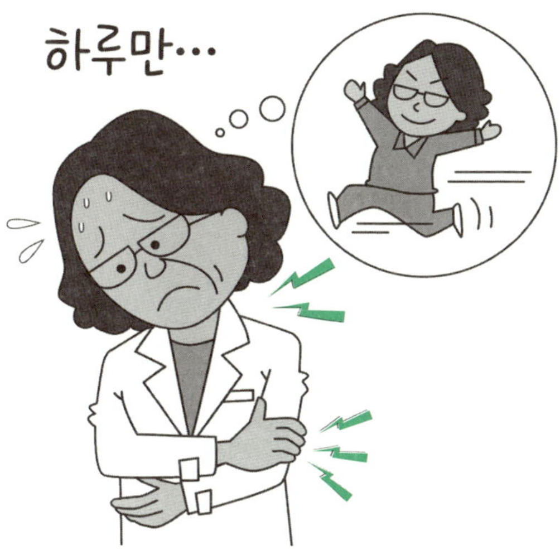

"하루라도 편하게 지내고 싶어요. 아침부터 잠드는 순간까지 온몸이 불편해서 사는 게 사는 것 같지가 않아요."

하루빨리 건강한 일상을 되찾을 수 있도록 최선을 다해 치료에 임했습니다. 아울러 불안해하는 환자분의 마음도 함께 살피며 진료를 이어갔습니다.

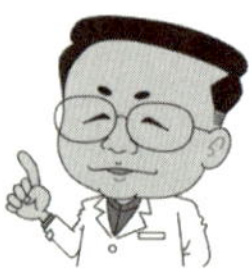

## 증상 개선에 도움이 됐던 **치료 방법들**

평소 남편이 술을 좋아해 본인도 술친구를 해주면서 한두 잔은 늘 마신다고 합니다. 불필요한 음주는 근막통증증후군을 악화시킬 수 있기에 양과 횟수를 조절할 것을 부탁드렸습니다.

하루에 커피 한 잔은 꼭 마신다고 합니다. 오전에 주로 마시지만 타이밍을 놓치면 오후에라도 꼭 한 잔은 마신다고 합니다. 근막통증증후군 때문에 항상 잠을 설쳐서 피곤한 탓에 커피를 마신다고 합니다. 커피에는 카페인이 들어있어 수면장애를 유발할 수 있기에 마시지 않으면 가장 좋지만 그럴 수 없다면 양과 횟수를 조절하는 게 좋다고 일러 드렸습니다.

"제가 약사이기는 하지만 약에 대한 거부감이 있어 영양제도 안 먹습니다. 그래서 한약 복용도 하고 싶지 않습니다."

물론 한약도 약입니다. 그러나 치료를 위해서는 한약을 꼭 써야 할 때도 있습니다. 환자분께는 "체질을 고려하여 한약 처방을 하고, 근막을 정상화하는 데 있어 상당히 유효한 작용을 하기에 드시는 게 좋을 것 같다."고 말씀드렸습니다.

환자분 중에 간혹 한약 복용에 대해 거부감을 보이는 경우가 있습니다. 이런 경우 무조건 한약을 처방하기보다는 환자와의 충분한 소통을 통해 효능에 대해 자세히 설명해 드리고, 왜 처방하는지를 정확히 알려드려 마음의 준비가 되었을 때 처방하고 있습니다.

이 환자분도 처음에는 머뭇거렸지만 한약으로 효험을 보면서 나중에는 추가 처방을 할 정도로 마니아가 되셨습니다.

"원장님 말씀대로 한약을 먹어보니 통증이 줄고 몸이 가벼워지면서 활력이 생겨 추가로 더 처방받고 싶어졌습니다."

환자의 증상과 체질에 맞게 한약을 처방하면 지금의 증상뿐만 아니라 환자의 전신 상태가 좋아져 활력 있는 삶을 영위하는 데 도움을 받을 수 있습니다.

치료실에서 침과 약침 치료를 하는 동안 엎드린 상태에서도 계속해서 허리와 다리를 이리저리 돌리며 불안한 모습을 보였습니다. 척추측만증도 있다고 했습니다. 바른 자세에 대해 알려드리고, 특히 허리를 좌우로 돌리기, 다리 꼬기를 조심하고 중간중간 맥켄지 신전법을 할 것을 부탁드렸습니다.

아울러 건부항이나 어깨 자세 교정기 등의 착용은 일시적으로는 도움이 될지 모르나 특정 부위를 지속적으로 자극하는 것은 근막통증증후군을 심하게 할 수 있어 하지 말 것을 부탁드렸습니다.

상담하는 내내 날카로우면서 날이 선 질문을 하셨던 분으로 기억됩니다. 약침이 무엇이고, 어떤 작용을 하며, 성분은 무엇인지, 어디 약침을 사용하는지 등을 시시콜콜하게 질문했습니다. 심지어 어떻게 근막통증증후군에 꽂혀서 전문 영역을 구축하게 됐는지, 왜 어깨한의원을 하는지 등에 대해서도 자세하게 물었습니다. 마치 경찰서에서 취조를 당하는 듯한 기분이 들 정도였습니다. 그만큼 근막통증증후군을 하루빨리 해결하고 싶은 환자분의 간절한 마음을 알기에 시간이 오래 걸리더라도 성실하게 답변해 드렸습니다.

계속해서 아픈 곳에 대한 주무르기와 스트레칭을 하고 있어 아픈 곳에 대한 불필요한 자극은 증상을 악화시킬 수 있어 하지 말 것을 부탁드렸습니다. 대신 손이 가거나 불편한 곳에는 아이스팩을 할 것을 부탁드렸습니다.

한의원에 비치돼 있는 〈나는 근막통증 없이 산다〉를 보고 구매해서 읽을 정도로 치료에 열성이었던 환자분은 "책에 근막통증증후군의 원인과 대응법이 자세하게 나와 있어서 정말 많은 도움이 되었다."는 말씀도 해주셨습니다.

병의 원인과 대응법을 자세히 알고 나서는 증상 개선에 도움이 되는 생활 위주로 철저하게 생활 패턴을 바꾸셨습니다. 그래서인지 한 주 한 주가 다르게 빠른 속도로 회복이 진행되면서 환자분의 얼굴도 점점 밝아졌습니다. 그런 환자분의 열정 덕분에 좋은 결과를 만들 수 있었습니다. 다시 한 번 환자분의 열정적인 모습을 보며 많은 것을 배울 수 있었습니다.

이 환자분의 경우,

- 아픈 부위에 대한 불필요한 자극을 줄이고
- 술과 커피를 조심하면서
- 목과 양어깨, 흉쇄유돌근, 명치, 가슴, 다리의 바른 정렬을 도와주고
- 관련 근육을 풀어주면서 비위 기능을 개선해 소화를 도와주고
- 기혈 순환을 시켜 근막통증증후군의 재발을 막아주면서
- 원기를 끌어올려 근막을 정상화하는 치료를 했습니다.

"치료받는 동안 원장님께 질문을 정말 많이 한 것 같은데 늘 친절하게 답변해 주셔서 감사합니다. 덕분에 마음 편하게 치료를 받을 수 있었습니다."

치료 종료 후 여러 번 감사 인사를 하며 밝은 미소를 보여주었던 환자분이었습니다. 그런 환자분 덕분에 더욱 힘

을 내서 진료를 할 수 있었습니다. 앞으로도 많은 근막통증증후군 환자분들이 견우한의원을 통해 웃음을 되찾았으면 좋겠습니다.

"늘 신경이 쓰이는 불편함과 저림이 있습니다. 하루 종일 미치겠어요."
"7년을 가지고 있었는데 치료가 가능할까요? 이제는 포기하고 싶습니다."
"한의원은 처음이라 불안합니다. 자세히 설명을 듣고 싶어요."

다양한 고민을 가지고 견우한의원에 내원해 주시는 환자분의 고민은 달라도 회복하고 싶은 마음은 모두 같을 것입니다. 지금 이 시간에도 '과연 나을 수 있을까?'라는 생각으로 새로운 치료에 대해 고민하는 분들이 많을 것입니다.

누구보다 근막통증증후군을 오랫동안 연구하고 많은 환자분의 회복을 도왔기에 자신 있게 말씀드릴 수 있습니다. 한 번 더 큰 결심을 한다면 오랫동안 가지고 있던 근막통증증후군에서 벗어날 수 있습니다. 정확한 원인을 찾고 그에 맞는 치료를 한다면 충분히 가능합니다.

CASE 8

# 아침이면 두통이 심하고 어지러움도 있습니다

"

혹시나 하는 마음에 딸에게 이끌려 견우한의원을 찾았습니다. 항상 어깨가 천근만근인데 치료가 진행되면서 원장님이 말한 변화가 느껴졌고, 치료에 대한 확신이 섰습니다. 덕분에 어깨에 날개를 단 것처럼 새털처럼 가볍습니다. 이제는 일을 할 때도 전혀 걱정이 없습니다.

"

서울 은평구 연신내에서 주방일을 하는 50대 초반 여자분의 이야기를 소개하려고 합니다.

이미 10년 전에 근막통증증후군 판정을 받았던 환자분으로 하루에 10시간 이상을 서서 일하고 빠듯하게 움직이다 보니 어느 순간부터 양어깨와 등, 허리까지 통증이 느껴졌다고 합니다.

'나이가 들어서 그런가 보다.' 하며 아픈 몸을 달래며 버티던 어느 날 보다 못한 따님이 환자분의 손을 잡고 견우한의원에 찾아오셨습니다.
환자분은 치료를 통해 점점 활기를 되찾기 시작했고 회복에 성공했습니다. 이 치료 사례가 비슷한 고통을 견디고 있는 환자분에게 조금이나마 위안이 되었으면 합니다.

"근막통증증후군 판정을 받고 그 이후로 양어깨에 돌덩어리를 올린 것처럼 항상 무겁고 피곤하고 처집니다. 눈 충혈, 눈 피로, 두통이 늘 있는 편입니다. 5년 전에 계단에서 구르면서 어깨 회전근개 파열이 왔고 수술을 했는데 그 이후로 근막통증증후군이 더 심해졌습니다. 소화도 전혀 안 됩니다. 나이를 먹고 일을 오래 하다 보니 증상이 더 심해지는구나 싶었는데 이제는 견딜 수가 없습니다. 이런 제가 답답했는지 딸이 말도 없이 진료 예약을 했습니다."

따님과 같이 내원한 환자분은 이런저런 치료를 다 받아봤지만 낫지 않아 치료를 포기한 상태가 되었다고 했습니다.

딸의 성화에 못 이겨 견우한의원을 찾았다고 합니다. 진료실 문을 열고 들어서는 순간 환자분의 표정과 양손에서 세월의 모진 흔적을 느낄 수 있었습니다.

"환자분, 이제는 더 이상 혼자 견디지 않아도 됩니다. 지속적인 통증의 원인인 근막통증증후군을 깨끗하게 해결하면서 마음까지 편안해질 수 있는 치료가 될 수 있도록 노력하겠습니다."

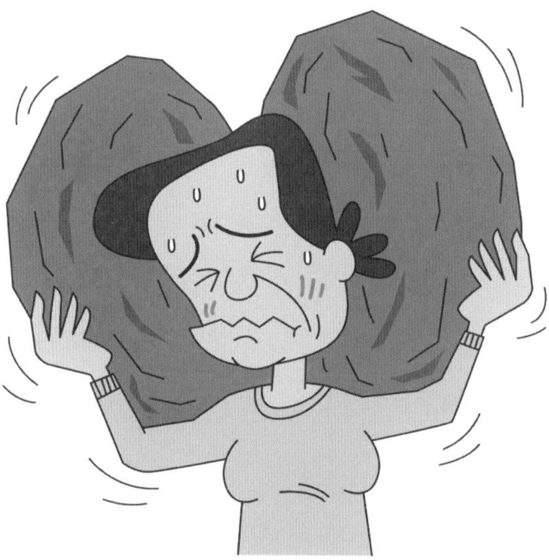

환자분의 긴장된 표정이 조금씩 풀리는 것을 확인한 후 조심스럽게 첫 진료를 시작했습니다.

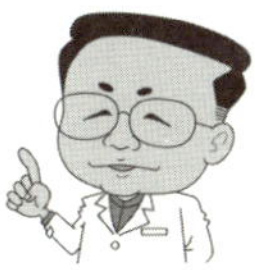

## 증상 개선에 도움이 됐던 **치료 방법들**

평소 진통제를 달고 산다고 합니다. 얼마나 통증이 심하고 불편했으면 진통제 없이는 작은 일상조차 버티기 힘들었을까요? 진통제가 없으면 불안할 정도로 통증은 일상 속에 깊이 자리 잡고 있었습니다. 통증이 너무 심해 진통제를 복용하고 있는 환자의 경우 진통제를 바로 끊기보다는 증상이 좋아지면 차차 줄여나갈 것을 지도하고 있습니다.

한약을 처방할 거라고 하자 "한약에도 진통제 성분이 들어 가냐?"고 물었습니다. 한약에는 진통제가 들어가지 않아 먹자마자 통증이 사라질 수는 없지만, 환자분의 체질과 증상을 고려하면서 근막을 정상으로 만들어주는 약재를 사용하기에 드실수록 점점 편해질 거라고 말씀드렸습니다.

첫날 치료 후 침을 맞고 나서 너무 어지럽다고 베드에서 누웠다 가셨습니다. 치료 첫날부터 난관이 예상되는 분이었습니다. 상당히 예민하면서 날카로운 느낌을 주었습니다. 환자분이 불편하지 않도록 더욱 신경을 써서 치료를 진행했습니다.

"약침 치료를 꼭 받아야 하나요? 예전에 봉침 치료를 하고 나서 힘들었던 기억이 있어 조금 부담이 됩니다."

과거 봉침 치료를 하면서 힘들었던 기억이 있어 같은 경험이 반복될까 걱정하셨습니다. 그 불안이 어디서 오는지 알기에 섣불리 권하기보다는 환자분의 고민을 듣고 충분히 공감하는 것이 먼저라고 생각했습니다.

충분한 대화를 나눈 후 약침 치료에 관하여 설명해 드렸습니다. 봉침과 약침은 기본적으로 다르고, 약침은 증류식을 사용하기에 문제가 되지 않는다고 하니 치료를 받아보겠다고 했습니다. 그 이후 약침 효과가 좋고 불편한 증상이 전혀 없어 계속해서 약침을 맞았습니다.

젊어서부터 고생을 많이 했고 남편과는 이혼한 지 10년 정도 된다고 합니다. 지금은 아이들과 같이 살고 있다고 합니다. 그래서 본인에게 화도 많고 속이 답답해서 한숨도 자주 쉰다고 합니다. 하루하루가 고된 탓에 우울증 약을 복용하고 있다고 합니다. 우울증이 심해지면 근막통증증후군도 심해진다고 했습니다. 고단한 삶의 무게에 지쳐 속상하고 답답한 마음이 클 거라고 생각했습니다.

우울증을 치료하는 것은 아니지만 근막통증증후군이 좋아지면 우울증도 많이 좋아질 거라고 일러 드렸습니다. 치료 과정에서 심리적인 부분도 함께 살피는 것이 매우 중요하다고 생각합니다. 그래서 견우한의원은 근막통증증후군 치료와 더불어 필요하다면 심리치료도 함께 병행하고 있습니다. 치료를 통해 몸과 마음이 모두 회복될 수 있게 최대한 도와드리고 있습니다.

일이 힘들다 보니 퇴근 후에는 가볍게 술 한 잔을 마신다고 합니다. 술은 근막통증증후군을 악화시키는 원인 중 하나로 양과 횟수를 줄여야 한다고 지도했습니다.

아침에 1잔, 점심 후 1잔, 퇴근해서 1잔 이렇게 하루에 3잔의 커피를 마신다고 합니다. 커피에는 카페인이 들어 있어 수면장애를 유발할 수 있기에 조절이 필요하다고 말씀드렸지만 자신은 커피를 자기 전에 마셔도 잠만 잘 잔다고 합니다. 그러나 커피를 마시지 않으면 수면의 길이도 더 길어질 수 있기에 조절하는 게 좋다고 알려 드렸습니다.

"점심시간과 퇴근 후에 마시는 커피를 줄였더니 아침이 상쾌합니다. 원장님 말씀을 듣길 잘한 것 같습니다."

환자분 스스로 주의 사항을 잘 지켜 그에 대한 효과를 직접 경험하는 모습을 볼 때면 주치의로서 큰 보람을 느낍니다. 주의 사항 티칭을 통해 생활 속 작은 습관들이 근막통증증후군을 악화시킬 수 있다는 점을 환자분들이 인식하게 하고 회복 후에도 스스로 관리할 수 있게 도와드리고 있습니다.

이 환자분의 경우,

- 술과 커피를 조심하면서 목과 양어깨 주변 근육을 풀어주고
- 목과 양어깨의 바른 정렬을 도와주면서
- 비위 기능을 끌어올려 소화 기능을 정상화화고
- 심장 열을 다스려 심화를 평정하면서

• 기혈 순환을 시켜 근막통증증후군의 재발을 막아주면서
• 원기를 끌어올려 근막을 정상화하는 치료를 했습니다.

"늘 무겁고 짓눌리던 어깨가 가벼워지고, 눈 피로와 눈 충혈, 두통까지 서서히 사라지니 참으로 신기했습니다. 몸이 편안해지니 마음도 함께 풀리는 느낌이 들었고, 그 덕분에 우울감도 조금씩 옅어지는 것 같았습니다. 회복하고 나니 예전보다 마음의 여유가 생겨서 요즘은 하루하루가 즐겁습니다."

첫 진료 때 보았던 환자분의 지친 표정과 눈빛은 더 이상 보이지 않았고 훨씬 밝아진 얼굴을 보여주었습니다.

몸의 통증이 줄어들고 마음까지 회복이 되면서 말하는 톤과 앉아있는 자세까지 분명 달라졌습니다. 날카롭고 예민해 보였던 환자분의 모습은 더 이상 보이지 않았습니다. 무기력하게 느껴졌던 환자분의 일상에 활기가 돌아온 모습을 보면 주치의로서 큰 보람을 느끼곤 합니다. 앞으로는 우울감을 완전히 털어내고 건강하고 행복한 일상을 보냈으면 좋겠습니다.

"가만히 있어도 신경 쓰이는 불편함이 있어 일에 집중을 못 합니다."
"진통제를 먹지 않으면 하루를 버티기가 힘듭니다."
"스트레스를 받으면 통증이 더 심해지는 것 같은데 좋은 치료 방법이 없을까요?"

**근막통증증후군을 단순한 근육통인 것처럼 가볍게 넘기는 경우가 많은데 방치할수록 삶의 질을 크게 떨어뜨릴 수 있습니다. 그래서 무엇보다 초기 치료가 중요합니다.**

지금 이 시간에도 불편함과 통증이 반복되고 있다면 이제는 스스로를 돌봐야 할 때입니다. 견우한의원은 근막통증증후군으로 인해 털어놓는 고민 하나하나에 늘 귀를 기울이고 공감하며, 주치의로서 책임감을 가지고 진료에 임하고 있습니다. 이 환자분처럼 몸이 회복되면 마음도 따라 움직입니다.

아직 치료를 고민하고 있다면 견우한의원과 함께 회복을 향한 힘찬 첫 걸음을 내디뎌 보셨으면 좋겠습니다. 환자분의 용기 있는 선택이 앞으로의 일상을 더욱 건강하고 따뜻하게 바꾸어 줄 거라고 생각합니다.

CASE 9

# 항상 뻐근하고 결려서 잠시도 가만히 있지 못하겠습니다

"

항상 뻐근하고 결려서 목과 어깨, 등을 가만히 두지 못해 사람들 앞에서 민망한 적이 많았는데 치료하고 나니 세상이 달라 보입니다. 몸을 가만히 두지 못해 부모님께서도 걱정을 많이 하셨는데 제가 편안한 자세로 있는 모습을 보고 깜짝 놀라셨습니다.

"

몸을 가만히 두지 못할 정도로 목과 어깨, 등이 불편했지만 견우한의원을 통해 편안한 자세를 유지할 수 있게 된 서울 서대문구 충정로에 사는 30대 초반 남자 직장인의 사례를 소개합니다.

"고등학생 때부터 목과 양어깨가 딱딱하더니 만성으로 진행되면서 등판 전체가 뻐근하고 결리면서 신경이 쓰이게 불편합니다. 당시에는 책상에 앉아서 공부하는 시간이 길다 보니 단순히 근육이 뭉쳤다고 생각했습니다. 아주 오래전에 정형외과에서 근막통증증후군 판정을 받았습니다. 도수, 충격파, 주사 치료를 받기도 했는데 효과가 오래가지 않았습니다."

환자분은 오래전부터 근막통증증후군을 가지고 있었습니다. 고등학생 때는 책상에 앉아있는 시간이 많다 보니 근육통으로 오해를 했다고 합니다. 치료를 위해 정형외과에 다녔지만 효과가 오래가지 않아 고민이 컸다고 합니다. 그 이후 병원을 찾지 않았고 일상생활까지 어려워지면서 견우한의원에 방문하게 되었다고 했습니다.

"온몸이 결리고 뻐근하니 가만히 있지를 못하겠습니다. 사람을 만나기도 민망할 정도입니다."

이미 불편함을 크게 느끼고 있는 상황이었습니다. 자세 때문에 주변 사람을 만날 때 늘 자신감이 떨어진다고 했습니다. 이미 근막통증증후군은 환자분의 일상에 큰 영향을 미치고 있었습니다.

"주무르거나 마사지를 하면 그때만 좋아질 뿐 계속해서 뻐근하고 결려서 손이 갑니다. 잠시라도 가만히 두지를 못하겠습니다. 이제는 일상생활이 전혀 안 될 정도입니다."

상담 중에도 불편한지 계속해서 몸을 움직이고 있었습니다. 10년 넘게 이런 생활을 반복한 것으로 보였습니다. 그동안 환자분이 겪었을 고생을 생각하니 마음이 편하지 않았습니다. 하루 빨리 건강한 일상을 찾아드리고 싶었습니다.

"원장님, 제가 나을 수 있을까요?"

본격적인 치료에 들어가기도 전에 '나을 수 있을까?'라는 걱정을 하고 있었습니다. 환자분처럼 오랫동안 질환을 겪은 경우 충분히 공감할 수 있는 상황입니다.

"환자분이 만족스럽게 회복할 때까지 도와드리겠습니다. 궁금한 점이 있으면 언제든지 물어보세요."

환자분의 답답한 마음이 충분히 풀릴 수 있도록 시간이 길어지더라도 궁금한 점을 해결하려고 노력합니다. 치료 받는 기간 동안 편안한 마음으로 임했으면 좋겠습니다. 우선 근막통증증후군과 관련된 좋은 회복 사례를 들려드리며 진료를 시작했습니다.

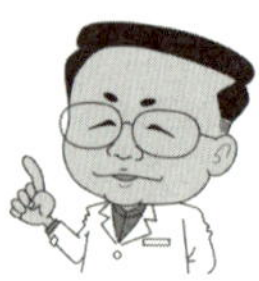

## 증상 개선에 도움이 됐던 **치료 방법들**

술을 좋아하지는 않아서 가끔 마신다고 합니다. 술은 근막통증증후군을 악화시키는 인자 중 하나이기에 가급적 피하는 것이 좋다고 알려 드렸습니다.

커피는 점심을 먹고 나서 한 잔 정도 마신다고 합니다. 커피에는 카페인이 들어 있고 내 몸에 들어와서 나가는데 9시간 전후가 소요되기에 오후에 마시는 커피는 수면장애를 유발할 수 있습니다. 꼭 마셔야 한다면 오전에 마시는 게 좋고, 그마저도 양과 횟수를 줄이는 게 좋다고 알려 드렸습니다.

목과 어깨, 등판 전체가 결려서 폼롤러와 볼로 계속 주무른다고 합니다. 그런데 할 때는 시원하지만 그런 시원함이 5분도 지속되지 않는다고 합니다. 그래서 틈만 나면 자주 주무른다고 합니다. 손이 가게 되는 환자분의 상황은 충분히 이해하지만 아픈 곳에 대한 불필요한 자극은 증상을 악화시킬 수 있어 하지 말 것을 지도했습니다. 계속해서 손이 가고 불편하다면 아이스팩을 할 것을 알려 드렸습니다.

간혹 환자분처럼 아픈 부위가 너무 많은 분들이 있습니다. 목도 아프고 어깨도 아프고 심지어는 허리도 아프고, 이렇게 다양한 부위가 불편할 때는 모든 곳에 아이스팩을 하면 좋지만 그럴 수 없다면 가장 아픈 곳에 먼저 아이스팩을 하면 됩니다. 예를 들어 아침에 일어났더니 목이 가장 불편하면 목에 하면 되고, 오후에는 등이 불편하면 등에 하면 됩니다.

“알려주신 대로 아픈 곳을 만지거나 마사지하지 않고 아이스팩을 하니 자연스럽게 손이 가지 않게 되었습니다. 폼롤러나 볼을 쓸 때는 효과가 5분도 가지 않았는데 아이스팩은 도움이 되는 것 같습니다."

주무르고 마사지를 하느라 가만히 있을 수 없었던 환자분은 티칭해 드렸던 주의 사항이 도움이 되었다고 합니다. 견우한의원을 믿고 적극적으로 주의 사항을 지켜주셔서 감사한 마음도 들었습니다.

스트레칭을 자주 한다고 합니다. 초진 진료 시에도 여기저기를 스트레칭하면서 불편한 곳을 풀었습니다. 오래되

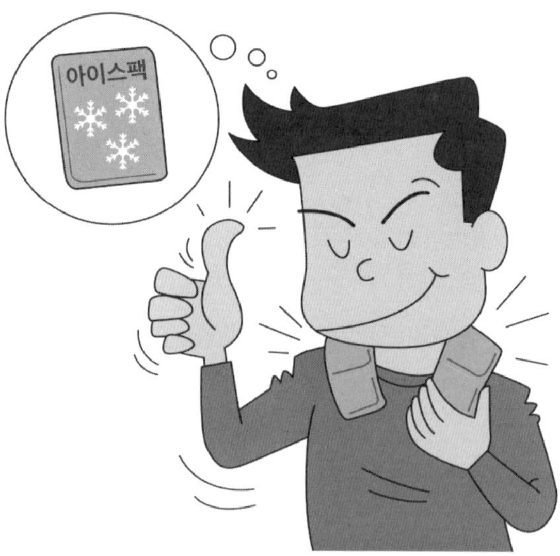

거나 심한 근막통증증후군 환자들은 스트레칭을 하면서 아픈 곳을 풀기도 하지만 동시에 아픈 곳을 확인합니다. 그러면서 근막을 자극해 통증유발점이 활성화되면서 증상이 발전하는 경우를 자주 보게 됩니다.

순수한 스트레칭이라면 도움이 될지 모르지만 아픈 곳을 풀려고 하거나 확인하게 되면 통증유발점이 활성화되면서 심해질 수 있어 가급적 아픈 곳에 대한 불필요한 자극을 피하는 것이 좋다고 알려 드렸습니다.

"하루에 30분 정도 근력운동을 하는데 이건 도움이 될까요?"

하루에 30분씩 근력운동을 하면 좋기는 하지만 근막통증증후군이 있는 상태에서 하게 되면 관련 부위를 자극하거나 확인하면서 증상을 악화시킬 수 있어 어느 정도 치료가 진행되고 난 후에 하는 게 좋다고 알려 드렸습니다.

누워서, 돌아누워서, 화장실에서 스마트폰을 자주 한다고 합니다. 이 자세는 경추 주변 근육에 부하를 주는 전형적인 자세로 스마트폰을 덜 하거나 안 하면 가장 좋지만 그럴 수 없다면 가급적 눈높이에서 볼 것을 부탁드렸습니다.

딱 한 번 치료를 하고 나서 확 좋아져 깜짝 놀랐다는 환자분은 그 이후 치료에 대한 믿음이 확실해져 누구보다 치료에 열심히 임해 주셨고, 주의 사항도 철저하게 지켜주셨습니다. 덕분에 좋은 결과로 이어졌습니다.
이렇게 적극적으로 치료를 받고 주의 사항을 지키는 모습을 보면 주치의도 큰 힘을 얻게 됩니다. 앞으로도 더 많은 근막통증증후군 환자분의 회복을 도와드리고 싶습니다.

이 환자분의 경우,

- 목과 어깨, 등 주변 근육을 풀어주고 바른 정렬을 도와주면서
- 스마트폰 사용을 자제하고 바른 자세로 사용하며
- 불필요한 자극을 피하고
- 술과 커피를 조심하면서 주의 사항을 잘 지키고
- 기혈 순환을 시켜 근막통증증후군의 재발을 막아주면서
- 원기를 끌어올려 근막을 정상화하는 치료를 했습니다.

"딱 한 번 치료를 받고 너무 좋아져서 깜짝 놀랐는데 한 주 한 주 지나면서 이번에는 나을 수 있겠다는 확신이 들

었습니다."

환자분 스스로 몸이 나아지는 걸 느끼고, 회복에 대한 확신을 느낄 수 있어 다행이라는 생각이 들었습니다. 올바른 치료 방법과 진정성 있는 대화를 통해 환자분의 치료 의지를 긍정적으로 끌어올릴 수 있었다고 생각합니다.

"하루 종일 불편한 곳에 손이 가서 도저히 일에 집중할 수가 없습니다."
"단순한 근육통인 줄 알았는데 질환이라고 하니 너무 걱정입니다."
"정형외과를 오랫동안 다녔는데도 도대체 낫지를 않습니다."

**근막통증증후군은 참을 수 없는 큰 통증을 유발하지는 않지만 뻐근함, 결림, 당김, 조임, 저림, 콕콕 찌름, 화끈거림, 서늘함 등의 신경이 쓰이는 불편함으로 일상생활에 상당한 영향을 주게 됩니다.** 여기 소개한 환자분처럼 잠시도 가만히 있지 못할 정도로 큰 불편을 호소하는 경우도 많습니다.

이런 생활을 지속하기엔 너무 억울하지 않을까요?
언제까지 이런 불편을 겪고만 있을 건가요?

견우한의원은 근막통증증후군으로 고통 받는 환자분들이 하루 빨리 건강을 되찾을 수 있게 최선을 다하고 있습니다. 일상에서 근막통증증후군으로 어떤 어려움이나 불편함을 겪는지 꼼꼼하게 파악하여 환자에게 맞는 최적의 치료법을 찾아 진료하고 있습니다.

하루 20명 전후의 근막통증증후군 환자를 치료하기에 누구보다 해당 질환을 잘 알고 환자의 고통을 잘 이해하는 견우한의원에서 치료를 시작해 보시는 건 어떨까요?
고민만으로는 고통스러운 현실에서 벗어날 수 없습니다. 한 번 더 용기를 내서 새로운 치료에 도전해 보세요. 큰 결심이 있어야 큰 결과도 만들어지기 마련입니다.

CASE 10

# 저녁이 되면 양턱이 얼얼하면서 화끈거립니다

"근막통증증후군으로 턱관절 치료를 받지 못하면 어쩌나 고민이 많았는데 증상과 함께 턱이 편해지고 치료도 잘 받을 수 있게 돼서 너무 감사합니다. 밥을 먹으려고 입을 벌리면 고무줄 당기는 느낌도 있었는데 어느새 사라졌습니다."

턱 디스크가 빠졌다고 하여 턱관절 치료를 받으러 한국에 온 미국 샌프란시스코에서 미용사로 일하는 30대 후반 여자분의 사례를 소개합니다.

입을 벌리는 게 불편하고 목과 어깨가 자주 뻐근하고 결려 견우한의원을 찾았고, 불편했던 모든 증상에서 회복해 지금은 편안한 일상을 보내고 있습니다. 한국에 있는 동안은 서울 강남구 청담동에 사는 언니 집에 머무르면서 치료를 받았습니다.

"치과 치료 중에 턱관절 증상이 별다른 원인 없이 점점 심해지자 이런저런 체크를 하고 나서 근막통증증후군 때문에 그런 것 같으니 병행 치료를 하는 게 나을 것 같다고 해서 한방 치료를 받으러 왔습니다. 평소에 긴장을 자주 하고 잠도 깊게 못 잡니다. 특히 배란기 때가 되면 목과 어깨가 항상 뻐근하고 결립니다. 심할 때는 고춧가루를 뿌린 것처럼 따끔거리고 쓰리고 아릴 때도 있습니다. 저녁이 되면 양턱이 얼얼하면서 화끈거립니다."

턱관절 치료를 받으러 왔다가 우연히 근막통증증후군을 발견하게 되었다고 합니다. 평소 긴장도 자주 하고 잠도 깊게 못 자는데 증상이 심해지니 더욱 스트레스를 받았다고 합니다.

"미국에 건너간 지는 10년 정도 되었는데 그동안 자리를 잡느라 눈코 뜰 사이 없이 정말 열심히 살았습니다. 목과 어깨가 뻐근하고 결렸지만 제대로 쉬지도 못하면서 일을 했고, 평소 긴장을 자주 하는 편이라 그런가 보다 하고 지냈습니다. 그런데 어느 순간부터는 통증 제어가 전혀 되지 않았습니다."

턱관절 치료를 하기 전부터 이미 목과 어깨에 상당한 불편함을 느끼고 있었습니다. 좋았다 나빴다를 반복하기에 그럭저럭 버텨왔는데 턱관절 치료를 하면서 극도의 긴장감이 몰려왔고, 증상이 견딜 수 없을 정도로 심해졌다고 합니다.

환자분 스스로 통증 제어가 전혀 되지 않는 상황이었습니다. 한창 일에 집중해야 하는 시기인데 몸이 버티질 못하니 걱정이 앞섰다고 합니다.

"턱관절과 근막통증증후군을 완치해 미국에 가서는 건강하게 일에만 집중하고 싶습니다."

"환자분, 건강한 몸으로 미국으로 돌아갈 수 있도록 최선을 다하겠습니다. 근막통증증후군이 좋아지면 턱관절도 훨씬 수월해질 것이니 너무 걱정하지 마세요."

초진 상담을 통해 한결 밝아진 환자분의 얼굴을 확인하고, 본격적인 진료에 들어갔습니다. 한국에 단기간 체류하기에 무엇보다 빠르고 정확한 치료가 필요했습니다. 치료를 열심히 받고 주의 사항도 잘 지켜줄 것을 부탁했습니다.

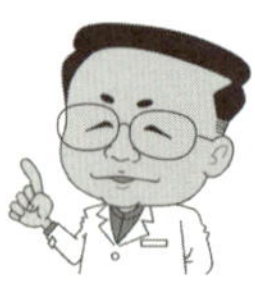

## 증상 개선에 도움이 됐던 **치료 방법들**

목과 어깨가 자주 뻐근하고 결려 폼롤러와 마사지건으로 수시로 풀어준다고 합니다. 근막통증증후군 부위에 대한 불필요한 자극으로 인해 그 순간은 통증이 덜할지 모르지만 결국은 증상을 악화시킬 수 있어 하지 말 것을 부탁드렸습니다.

자기 전에 천장을 보고 스마트폰을 한다고 합니다. 엎드리거나 누워서, 돌아누워서, 화장실에서 스마트폰을 하게 되면 경추와 주변 근육에 상당한 부하를 주게 됩니다.

그러면서 증상이 더욱 심해질 수 있어 가급적 눈높이에서 스마트폰을 사용하는 게 좋다고 알려 드렸습니다.

"잠을 깊이 못 자서 늘 피곤합니다. 그래서 커피를 마시는데 일반 커피는 마시고 나면 가슴이 벌렁거려서 아침에 디카페인으로 한 잔 마십니다."

디카페인은 일반 커피보다 카페인이 덜하기는 하지만 수면장애를 유발할 수 있습니다. 아무래도 양과 횟수를 줄이는 게 좋다고 지도했습니다.

또한 근막통증증후군이 좋아지면서 목과 어깨 근육이 풀리고 긴장이 해소되면 수면의 깊이도 깊어질 거라고 알려 드렸습니다.

빠르고 정확한 회복을 위해서는 올바른 수면 습관이 필요하기 때문에 커피나 술 같은 생활 속 자극물에 대한 주의사항도 반드시 안내하고 있습니다. 또한 평소 무심코 반복하는 잘못된 생활습관을 꼼꼼히 살펴보고, 건강한 방향으로 개선할 수 있도록 세심하게 티칭하고 있습니다.

책을 좋아한다고 합니다. 책을 보는 것 자체는 문제가 없지만 내려 보게 되면 목과 주변 근육, 경추 디스크에 부담을 줄 수 있습니다. 책을 볼 때는 독서대를 사용하되 독서대 밑에 책을 괴어 책 화면의 가운데가 눈높이로 오도록 해서 사용할 것을 부탁드렸습니다.

"요즘 들어 긴장을 더 많이 하는 것 같은데, 긴장을 풀 수 있는 좋은 방법이 있을까요?"

긴장을 자주 하는 분들에게 추천하는 운동으로 빨리 걷기와 가벼운 조깅이 있습니다. 하루에 한두 시간 정도로 하면 좋은데 한 번에 집중적으로 하기보다는 10분에서 20분 단위로 쪼개서 2~3회 전후로 할 것을 부탁드렸습니다.

심할 때는 침을 삼키면 턱에서 찢어지는 소리가 나면서 당긴다고 합니다. 밥을 먹으려고 입을 벌리면 고무줄 당기는 느낌도 난다고 합니다. 이런 부분도 치료가 진행되면서 차차 좋아질 거라고 말씀드렸습니다.

이 환자분의 경우,

• 목과 어깨, 턱 주변 근육을 풀어주고

- 바른 정렬을 도와주면서 불필요한 자극과 확인을 피하고
- 스마트폰 사용을 자제하고 바른 자세로 사용하며
- 커피를 조심하고
- 바른 자세로 독서를 하며
- 기혈 순환을 시켜 근막통증증후군의 재발을 막아주면서
- 원기를 끌어올려 근막을 정상화하는 치료를 했습니다.

"원장님 덕분에 다시 일상으로 돌아갈 수 있게 되었습니다. 제 이야기를 귀 기울여 들어주셔서 치료를 받는 내내 큰 힘이 되었습니다. 몸도 마음도 회복되니 미국에 다시 돌아가서도 걱정이 없을 것 같습니다."

견우한의원에서 몸과 마음을 모두 회복할 수 있었다고 말씀해 주신 환자분께 힘이 돼줄 수 있어서 정말 기뻤습니다. 치료가 진행되면서 자주 깨던 잠도 어느새 깊어지고, 긴장감도 점차 줄었다고 합니다. 처음 내원하셨을 때 말씀하셨던 불편함을 하나씩 해결해 드릴 수 있어 더없이 보람된 시간이었습니다.

무엇보다도 견우한의원을 믿고 적극적으로 치료에 임해 주신 환자분의 노력이 있었기에 좋은 결과를 만들 수 있

었습니다. 미국에 돌아가서도 지금처럼 건강하고 편안한 일상이 계속 이어지길 진심으로 바랍니다.

"턱관절 치료를 받던 중에 근막통증증후군을 발견했는데 병행 치료가 가능할까요?"
"목, 어깨, 턱이 모두 불편합니다. 아픈 건 아닌데 신경이 쓰이는 불편함이 있어요."
"근막통증증후군 때문에 잠을 깊게 못 자고 자주 긴장을 하게 됩니다."

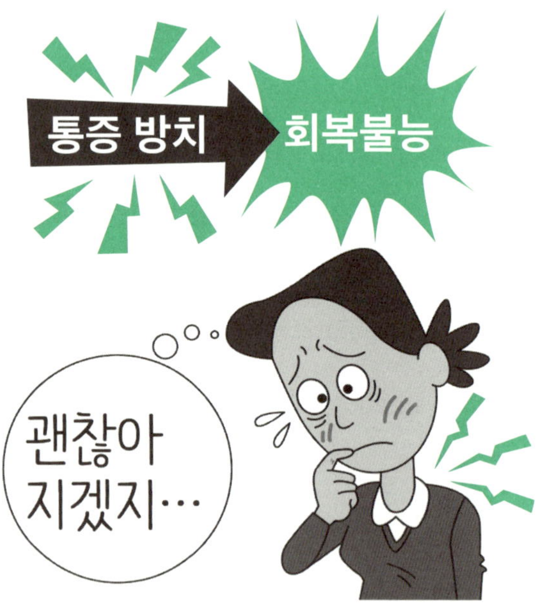

목, 어깨, 턱이 뻐근하고 불편하지만 아픈 건 아니니 괜찮겠지 하면서 넘기는 환자분들이 많습니다. 하지만 이런 불편함은 근막통증증후군의 신호일 수 있으며, 시간이 지날수록 증상이 점점 심해질 수 있습니다.

**근막통증증후군은 단순한 스트레칭이나 휴식만으로는 회복이 어렵고, 환자 개개인에 맞는 체계적이면서 전방위적인 치료가 꼭 필요합니다.**

누적된 통증과 긴장, 불편한 일상에서 하루빨리 벗어나고 싶지 않으신가요? 한 번 더 용기를 내서 새로운 치료에 도전해 보세요. 여러분의 큰 결심은 분명 큰 결과로 이어질 겁니다. 하루빨리 올바른 주치의를 만나 근본 원인을 찾고 건강한 삶을 되찾았으면 좋겠습니다.

CASE 11

# 등이 뻐근하고 결린데 잠까지 못 자서 죽을 지경입니다

"

제가 오죽하면 초진 상담 때 아픈 곳을 도려내고 싶다는 표현을 했을까요? 아침이면 등이 뻐근하고 결리지, 잠까지 못 자서 피곤하지, 정말 죽을 지경이었는데 새사람으로 만들어 주셔서 감사합니다.

"

첫 진료 때 극단적인 표현을 써가며 고통스러워하던 환자분이었습니다. 근막통증증후군으로 잠을 설치고, 낮에는 피로와 통증에 시달리며 지친 하루하루를 보낸다고 합니다.

오랜 시간 힘든 시간을 보낸 환자분은 견우한의원을 통해 가장 맞는 치료 방법을 찾아 지금은 마치 새사람이 된 것처럼 행복한 일상을 보내고 있습니다.

서울 영등포구 당산동에 거주하며 증권사에 다니는 50대 초반 남자분이 어떻게 건강한 일상을 되찾을 수 있었는지 소개합니다.

"3년 전부터 등이 아프기 시작했습니다. 목과 어깨, 양 날갯죽지, 양 날개뼈가 항상 뻐근하고 결렸습니다. 심할 때는 불편한 부위를 도려내고 싶은 심정이었습니다. 정형외과에 갔더니 근막통증증후군이라고 했습니다. 보통 오후 11시 30분 전후로 자는데 오전 3시가 되면 등이 결려서 눈이 떠지고, 그때 일어나서 등 스트레칭을 하고 책을 1시간 정도 보다가 겨우 잠듭니다. 등이 뻐근하고 결린데 잠까지 제대로 못 자니 아침이면 피곤해서 죽을 지경입니다."

치료실에서 상의를 벗자마자 등 전체에 선명히 남아있는 부항 자국이 눈에 들어왔습니다. 뻐근하거나 결릴 때마

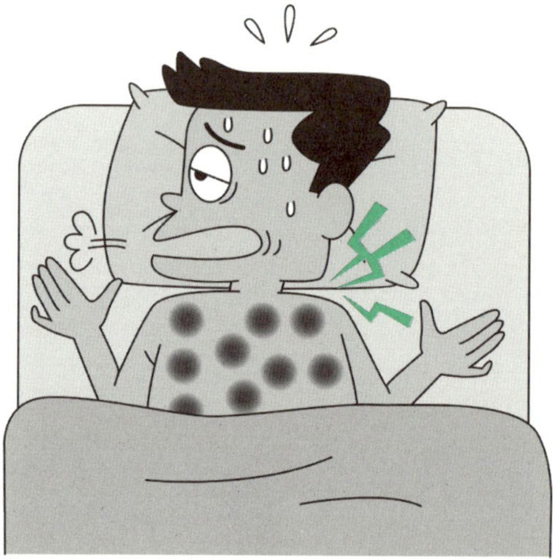

다 부항을 한다고 합니다. 그만큼 오랜 시간 등 전체가 불편함으로 힘들었다는 것을 알 수 있었습니다. 얼마나 힘이 드셨으면 그렇게까지 자주 부항을 했을까 싶어 안타까운 마음이 들었습니다.

3년 전에 환자분의 아내가 마트 에스컬레이터에서 넘어지면서 갈비뼈에 금이 갔고, 그 일을 계기로 증상이 시작되었다고 합니다. 당시 아내의 상태가 좋지 않아 잠자리라도 편하게 해주고 싶어 환자분은 다른 침대에서 자기 시작했다고 합니다. 익숙하지 않은 침대여서 그런지 그때부터 등이 결리기 시작했다고 합니다. 하지만 어쩔 수 없는 상황이었기에 불편함을 참고 그 상태로 지내면서 증상이 점점 심해졌다고 합니다.

"고통을 견디며 지내오신 거네요. 정말 힘들었을 것 같습니다."

진심 어린 말을 건네자 환자분의 눈가가 붉어졌던 게 기억납니다. 그간 어디에서도 충분히 털어놓지 못했던 것인지 조심스럽게 꺼내는 이야기 속에는 환자분의 답답함과 외로움이 함께 묻어 있었습니다.

몸뿐만 아니라 마음까지 지쳐버린 환자분을 위해 무엇보다 환자분의 고통에 공감하고 마음을 헤아려 드리는 것이 먼저라고 생각합니다. 증상보다도 그간 얼마나 힘들었는지를 묻고 환자분의 상태에 진심으로 공감하며 대화를 이어 나갔습니다.

인터넷에서 구매한 〈나는 근막통증 없이 산다〉를 읽고 여기에 가면 나을 수 있겠구나 하는 확신이 들어서 왔다고 합니다. 책 속에 담긴 내용이 자신이 겪고 있는 불편함과 너무 닮아 놀랐다는 말도 했습니다.

근막통증증후군에 오랫동안 시달렸던 탓인지 '등결림 발병 이력'이라는 제목으로 A4 2장에 걸쳐 그동안의 병력과 다녀온 병원, 받은 치료 등을 빽빽하게 수기로 작성해 오셨습니다. 그동안의 통증 정도와 상태를 가늠할 수 있었습니다.

대학병원에서 담당 교수가 X-ray를 보면서 "저보다 척추가 더 건강한 것 같습니다."라는 칭찬을 들은 적도 있다고 했습니다. 그만큼 건강관리를 철저하게 해 오신 분이었고, 술과 담배를 전혀 하지 않는다고 했습니다.

"평생 건강을 철저하게 관리하며 살아왔습니다. 그런데 생전 처음 들어본 병에 걸려버리니 너무 억울하고 점점 삶이 무너지는 것 같았습니다. 왜 이런 일이 제게 일어난 건지 도무지 이해가 되지 않습니다."

담담하게 말했지만 환자분이 느끼고 있는 혼란과 상실감이 고스란히 느껴졌습니다. 몸에 대해 누구보다도 관심을 갖고 꾸준히 관리해 온 분이기에 그 충격은 더 클 수밖에 없었을 것입니다.

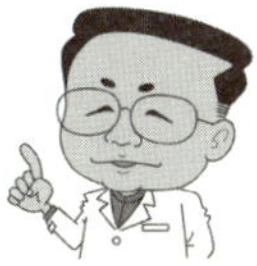

## 증상 개선에 도움이 됐던 **치료 방법들**

진료하는 동안에도 등이 결린지 계속해서 등을 확인하며 풀고 있었습니다. 일단 자극이 들어가면 일시적으로는 그 자극으로 인해 편해지는 느낌을 받을 수 있습니다. 하지만 자극으로 인해 통증유발점이 활성화되면서 증상이 더욱 심해질 수 있기에 하지 말 것을 부탁드렸습니다. 자꾸 손이 가거나 불편한 곳에는 아이스팩을 할 것을 부탁드렸습니다.

"통증이 느껴지면 그 부분에 마사지건을 자주 합니다. 하고 나면 5분 정도는 편한데 하면 할수록 증상이 점점 심해졌습니다. 하지 않는 게 좋을까요?"

근육이 뭉친 느낌이 들어 마사지건을 사용하는 환자분의 행동은 충분히 이해합니다. 하지만 근막통증증후군은 마사지건으로 해결할 수 없고, 해결될 일이라면 벌써 끝났을 겁니다. 치료하는 동안은 아픈 곳에 불필요한 자극을 하지 않는 것이 좋다고 알려 드렸습니다.

아침마다 오십견 예방을 위해 수건 스트레칭과 어깨 돌리기를 한다고 합니다. 목과 어깨, 등을 풀기 위한 순수한 스트레칭은 득이 되지만 그런 과정 중에 근막통증증후군을 확인하거나 푸는 동작이 들어가게 되면 근막에 부담을 줄 수 있습니다. 이는 증상의 악화로 이어질 수 있어 하지 말 것을 지도했습니다. 치료 진행 상황을 보면서 스트레칭 유무를 다시 한 번 더 체크해 보겠다고 말씀드렸습니다.

통증이 심할 때는 근육이완제를 먹는다고 합니다. 초기에 증상이 심할 때는 한약과 병행 투여를 해도 좋다고 말씀드렸습니다. 갑자기 먹던 약을 중단하게 되면 약에 대한 의존성이 생겨 통증 관리가 힘들 수도 있습니다. 한약과 양약으로 병행 치료를 하다가 증상이 좋아지면 근육이완제, 진통제에 대한 의존도가 줄어들기에 걱정하지 말라고 알려 드렸습니다.

젊어서부터 책을 좋아하는 편이라고 합니다. 책을 보는 건 좋지만 내려다보지 말고 가급적 독서대를 사용해 눈높이에서 볼 것을 부탁드렸습니다.

이미 정도가 심해 치료 시작 후 얼마 되지 않아 등판 전체가 화끈거린다고 호소하셨습니다. 견우한의원에 내원하기 전에는 이런 증상이 전혀 없었다고 합니다. 그러나 한 달 정도 치료가 진행되면서 열감이 서서히 빠지고 숙면을 하기 시작했습니다. 이번에도 환자분의 주의 사항 준수와 치료 덕분에 좋은 결과를 만들 수 있었습니다.

커피는 마시지 않지만 차를 즐겨 마신다고 합니다. 허브차도 즐긴다고 합니다. 그렇지만 녹차나 홍차처럼 카페인이 들어 있는 차는 피할 것을 부탁드렸습니다. 구분이 어려울 때는 마시고 나서 눈이 번쩍 뜨이거나 가슴이 벌렁거리는 경우 카페인이 들어 있을 가능성이 높아 피할 것을 부탁드렸습니다.

치료가 어느 정도 진행되는 중에 등통증이 여기가 아팠다 저기가 아팠다 하면서 돌아다니며 불편하다고 합니다. 이런 경우는 증상이 오래 되었거나 심한 경우에 발생하는 일종의 명현반응입니다. 처음에는 여기저기가 아프지만 나중에는 통증이 고정되면서 서서히 사라질 거라고 설명드렸습니다.

이처럼 증상이 호전되는 과정에서도 놓치지 말아야 할

생활 습관과 주의 사항이 있기에 치료 중간중간 꼼꼼히 챙겨 드리고 있습니다. 회복은 단순히 침과 봉약침, 추나, 한약으로만 이루어지는 것이 아니라 환자 스스로 몸을 이해하고 관리할 수 있어야 궁극의 회복에 가까워질 수 있다고 생각합니다. 그래서 작은 변화라도 몸이 보내는 신호에 귀를 기울이고 필요할 땐 환자분 스스로 조절할 수 있도록 도와드리고 있습니다.

이 환자분의 경우,

- 목과 어깨, 양 날갯죽지, 양 날개뼈 근육을 풀어주고
- 바른 정렬을 도와주면서
- 아픈 곳에 대한 불필요한 자극을 피하고
- 가급적 시선을 눈높이로 유지하며
- 바른 자세로 독서를 하고
- 통증에 집착하지 않으며
- 기혈 순환을 시켜 근막통증증후군의 재발을 막아주면서
- 원기를 끌어올려 근막을 정상화하는 치료를 했습니다.

"견우한의원에 다니면서 여기가 아프다, 저기가 아프다고 하면서 자주 호소했던 것 같은데 늘 반응해 주시고 신경을 써주셔서 좋아질 수 있었던 것 같습니다. 앞으로도 건강

관리를 잘하면서 살겠습니다. 그동안 고생하셨습니다."

원래도 건강관리를 철저하게 하던 환자분이었지만 견우한의원을 통해 보다 더 체계적이고 도움이 되는 관리 방법을 알게 되었다고 합니다. 환자분의 삶에 작게나마 힘이 되어 드릴 수 있어 기쁨과 보람을 느꼈습니다.

앞으로도 더 많은 환자분들이 근막통증증후군이라는 고통의 굴레에서 벗어나 건강한 일상으로 돌아갈 수 있게 도와드리고 싶습니다.

"10년 넘도록 고통을 받았는데 나을 수 있을까요?"
"통증이 자꾸 옮겨 다니는 느낌인데 왜 그런가요?"
"어떤 검사를 해도 이상이 없다고만 해서 답답합니다."

근막통증증후군은 혼자 해결할 수 있는 병이 아니기에 더욱 답답하고 불안하셨을 것입니다. 오랜 시간 근막통증증후군에 시달려 온 사람들에게 견우한의원의 문은 언제나 열려 있습니다. 언제나 따뜻한 손길과 특화된 치료로 건강한 일상을 되찾아 드리기 위해 많은 노력을 기울이고 있습니다.

CASE 12

# 얼굴 표정마저 이상해 대인기피증까지 생겼습니다

“

얼굴 표정마저 이상해져 대인기피증까지 생겼는데 고치고 나니 세상이 다르게 보입니다. ‘과연 나을 수 있을까?’하는 의구심으로 한방 치료를 시작했지만 첫날 치료 후 놀라고, 2주 정도 지나면서 현저한 변화가 느껴져 원장님을 믿고 치료를 받을 수 있었습니다.

”

서울 서대문구 아현역 인근에 사는 20대 초반 남자 의대생 환자분은 삼수 끝에 원하는 의대에 입학했다고 합니다. 당시에는 단순한 뻐근함, 결림 외에 특별한 이상은 없었지만 입학 후 체력 관리를 위해 거의 하루도 빠짐없이 고강도 웨이트 트레이닝을 하면서 몸 상태에 변화가 오기 시작했다고 합니다.

열심히 공부해 의대에 들어가고 체력을 기르려 했던 청년에게 왜 예상치 못한 병이 찾아온 걸까요?

별다른 외상도 없이 묵묵히 자신의 길을 걸어온 환자분에게 발생한 근막통증증후군은 양방 치료만으로는 해결이 되지 않았습니다. 결국 한방 치료를 결심하게 되었고, 견우한의원을 통해 활기찬 일상을 되찾을 수 있었습니다. 과연 어떤 치료 과정을 통해 변화가 생겼던 걸까요?

"삼수를 해서 의대에 들어갔는데 당시에는 목이 조금 뻐근하고 결린 정도여서 병원에 간 적은 없었습니다. 의대 입학 후 체력 관리 차원에서 거의 하루도 빠짐없이 고강도 웨이트를 시작했는데 그때부터 증상이 심해진 것 같습니다. 그 이후 목과 어깨, 등으로 해서 뻐근하고 결리고 당기면서 조이는 불편함이 생겼습니다. 1년 전에 근막통증증후군 판정을 받았습니다. 최근에는 양 흉쇄유돌근으로 퍼지면서 턱 주변으로 상처가 생긴 것처럼 따끔거리고 아리면서 계속해서 신경이 쓰입니다. 주사, 충격파, 도수 치료를 했는데 주사는 맞고 나면 이틀 정도는 효과가 있지만 충격파는 전혀 효과가 없었고, 도수 치료는 하면 할수록 증상이 심해졌습니다. 양방 치료는 받아볼 만큼 해본 것 같아 한방 치료를 받아보려고 왔습니다."

체력 관리를 위해 운동을 했을 뿐인데 갑작스럽게 찾아온 근막통증증후군 때문에 많이 당황했을 것입니다. 특별한 외상도 없었기 때문에 원인을 알 수 없어 더 답답했을 것입니다. 그동안 주사와 충격파, 도수 치료 등 다양한 치료를 했지만 효과가 없어 지치고 실망도 컸을 거라고 생각됩니다.

환자분의 이야기를 들으면서 얼마나 힘든 시간을 보냈는지 짐작할 수 있었습니다. 몸이 아프면 단순히 신체의 문제가 아니라 그 통증이 삶 전체에 그림자를 드리우곤 합니다. 특히 건강관리를 잘한 분일수록 질환을 쉽게 받아들이지 못해 더 큰 스트레스로 다가올 수 있습니다. 그래서 치료에 앞서 환자분의 마음을 먼저 다독여 드리고 싶었습니다. 의욕적으로 시작한 운동이 통증을 가속화시키는 원인이 되었다는 사실은 누구도 받아들이기 어려울 것입니다.

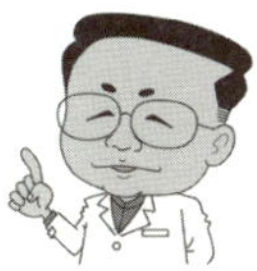

## 증상 개선에 도움이 됐던 **치료 방법들**

환자분을 처음 마주했을 때 통증이 얼마나 습관적으로 몸에 배어 있었는지 바로 느낄 수 있었습니다. 근막통증 증후군이 오래되거나 심한 분이 진료실에 들어오게 되면 환자분들이 어떤 행동을 하는지 찬찬히 바라봅니다.

환자분은 진료실에 들어오면서 목을 돌리고 '우두둑'을 했습니다. 그것으로도 모자라 날개 접기, 날개 펴기를 틈틈이 하고 있었습니다. 이런 행동은 통증을 완화하려는 무의식적인 시도지만 오히려 증상을 악화시킬 수 있습니다. 환자분이 얼마나 고통스러워하는지 누구보다 잘 알기에 안타까운 마음이 들면서도 앞으로는 불필요한 자극을 줄이는 것이 치료에 큰 도움이 된다는 점을 꼭 말씀드리고 싶었습니다.

“스트레칭은 해도 되죠?”라고 묻기에 근막통증증후군이 오래되었거나 심한 분들이 스트레칭을 순수하게 하는 사람을 한 번도 본 적이 없다고 말씀드렸습니다. 100에 110명은 스트레칭을 가장하여 아픈 곳을 확인하거나 푼다고 답변을 드렸습니다. 그러면서 통증유발점을 자극해 증상이 점점 심해지기에 아픈 곳에 스트레칭이나 마사지를 하기보다는 힘들 때면 아이스팩을 할 것을 부탁드렸습니다.

하던 것을 갑자기 멈춰야 한다는 것은 환자분께 정말 쉽지 않은 선택이었을 겁니다. 저는 그 마음이 얼마나 무거울지 누구보다 잘 이해합니다. 하지만 근막통증증후군을 치료하려면 사랑하는 사람과 갑자기 헤어져야 할 때처럼 과감한 결단과 용기가 필요합니다. ‘서서히 조금씩’ 이라는 방식은 오히려 치료 초기에 집중력을 떨어뜨릴 수 있습니다. 물론 처음에는 많이 힘들겠지만 그 고통 속에서도 포기하지 않은 환자분의 과감한 용기는 회복으로 보상받을 거라고 말씀드렸습니다.

환자분은 나이에 비해 증상이 매우 심한 상태였습니다. 이럴 때 종종 환자분에게 종교적인 신앙심 수준의 철저한 맹종을 부탁드리기도 합니다. “믿습니다. 아멘!” 하는 절실한 마음으로 치료를 신뢰하고 따라오면 빠른 회복이 가능하지만, 그렇지 않고 기존에 하던 생활습관을 계속 이어가면 치료가 장기간 이어질 수도 있다고 으름장을 놓기도 합니다. 환자분도 견우한의원과 이 길을 걸어가며 때로는 지치고 흔들릴 때가 분명 있을 것입니다. 그런 순간에도 혼자가 아니라는 것을 꼭 기억해 주셨으면 하는 마음입니다.

근막통증증후군이 오래되었거나 심한 분들의 경우 일종의 신앙처럼 주의 사항을 무조건 준수하고 치료에 열심인 분일수록 드라마틱한 효과를 자주 볼 수 있습니다. 그래서 무엇보다 환자분의 적극적인 이해와 협조가 필요합니다. 그래서 다른 어깨 질환과 달리 근막통증증후군만큼은 견우가 50%, 환자가 50%를 치료하는 질환이라고 생각합니다.

이 과정이 때로는 외롭고 힘든 싸움이 될 수 있지만 함께 이겨낼 수 있다는 믿음이 가장 큰 힘이 된다고 생각합니다. 아울러 "치료와 주의 사항을 철저하게 믿고 따라온다면 회복이라는 좋은 결과를 드릴 수 있습니다."라고 자신있게 말씀드렸습니다.

"치료하지 않으면 어떻게 되나요?"라고 묻기에 "절대 죽지 않아요. 점점 힘들어질 뿐입니다. 물론 아픈 곳도 계속 늘어날 겁니다. 근막통증증후군은 너무 아파서 치료하기보다는 삶의 질을 위해서 치료하는 증후군입니다." 라고 말씀드렸습니다.

폴라티를 좋아하는데 폴라티를 입으면 목 주위가 쓰리고 따끔하고 아려서 입지 못한다고 합니다. 특정 부위에 대한 접촉 등으로 쓰리거나 따끔거리거나 아린 느낌을 받는 경우에는 가급적 그 부위에 대한 접촉을 피할 수 있는 복장을 하는 게 좋다고 알려 드렸습니다. 증상이 좋아지면 얼마든지 다시 입을 수 있다는 말도 해주었습니다.

아픈 건 분명히 아닌데 설명하기 어려운 불편함으로 병원에 가면 어떻게 자신의 통증을 설명해야 할지 난감했다고 합니다. 견우한의원 블로그 후기와 리뷰를 보고 자신과 비슷한 증상을 발견할 수 있었고, 회복 사례까지 읽고 용기를 내서 방문할 수 있었다고 합니다.

환자분의 작은 용기가 치료에 대한 신뢰와 적극적인 태도로 이어져 치료 효과를 높이는 데 큰 힘이 되었습니다.

치료는 주치의 혼자 하는 싸움이 아니라 환자분과 함께 만들어 가는 여정임을 다시 한 번 느낄 수 있었습니다.

스마트폰을 엎드리거나 누워서, 돌아누워서 자주 본다고 합니다. 이런 자세로 스마트폰을 자주 혹은 장시간 하게 되면 목과 어깨에 부하를 줄 수 있으므로 화면의 가운데를 눈높이로 해서 볼 것을 부탁드렸습니다.

술을 자주 마신다고 합니다. 술은 근막통증증후군을 악화시키는 요인 중 하나입니다. 특히 애주가의 경우 근막통증증후군 치료에 어려움이 생길 때가 있습니다. 횟수

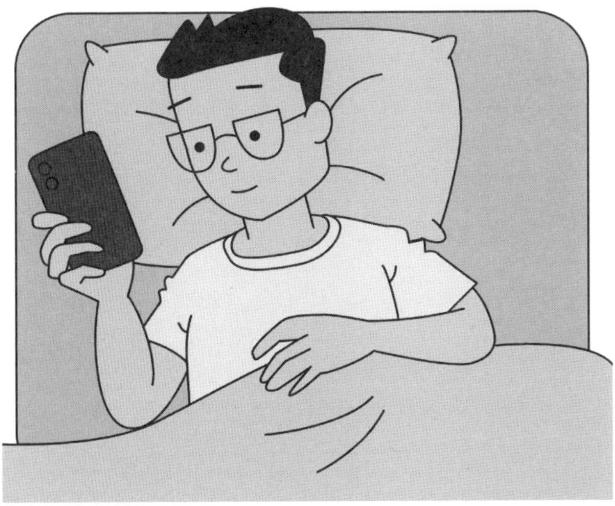

와 양을 줄여야 한다고 일러 드렸습니다.

커피는 마시지 않지만 콜라를 좋아한다고 합니다. 콜라에는 카페인이 들어 있어 수면에 방해가 될 수 있기에 양과 횟수를 조절해야 한다고 지도했습니다.

최근에는 통증이 너무 심해 근육이완제를 먹는다고 합니다. 한방 치료를 시작하면서 바로 근육이완제를 끊기보다는 치료 초기 증상이 심할 때는 한약과 병행 투여를 하다가 치료가 진행되면서 근육이완제를 차차 줄여나가는 방향으로 지도했습니다.

한의원이 처음이라던 환자분은 침을 맞기 전에 상당히 긴장하는 모습이었습니다. "환자분, 힘을 주지 말고 잔다는 기분으로 편하게 엎드려 있으면 치료가 금방 끝날 겁니다."라고 하니 안정을 취할 수 있었고 염전 치료를 통해 짧지만 임팩트 있는 치료를 진행할 수 있었습니다.

"지난주 첫 진료를 받고 나서 오랜만에 잠을 푹 잘 수 있었습니다. 근막통증증후군 때문에 늘 잠을 설쳤는데 치료받은 날은 불편과 긴장이 줄면서 저도 모르게 잠에 들었습니다. 정말 신기했습니다."

누구보다 치료에 열심히 임해 주셨고 궁금한 부분을 체크해 가면서 주의 사항도 잘 따라주신 환자분 덕분에 좋은 결과로 이어질 수 있었습니다.

이 환자분의 경우는 잘못된 자세, 불필요한 자극, 학업에서 오는 스트레스 등이 겹치면서 근막통증증후군이 발생한 것으로 보였습니다. 거기에 술, 콜라 등이 더해지면서 증상이 발전한 것으로 보였습니다.

이 환자분의 경우,

- 목과 어깨, 등, 흉쇄유돌근, 턱 근육을 풀어주고 바른 정렬을 도와주면서
- 아픈 곳에 대한 불필요한 자극을 피하고
- 바른 자세로 스마트폰을 시청하며
- 술과 콜라를 조심하고 주의 사항을 잘 지키며
- 기혈 순환을 시켜 근막통증증후군의 재발을 막아주면서
- 원기를 끌어올려 근막의 활성을 정상화하는 치료를 했습니다.

"원장님 덕분에 근막통증증후군을 해결하고 제대로 된

건강관리 방법도 알게 되었습니다. 요즘 잠도 잘 자고 자신감도 넘쳐 늘 기분이 좋습니다. 치료해 주셔서 감사합니다."

견우한의원을 통해 근막통증증후군뿐만 아니라 앞으로의 일상에 큰 도움이 될 건강관리 방법까지 함께 익힐 수 있었다고 해서 정말 기뻤습니다. 회복도 중요하지만 다시는 같은 고통에 시달리지 않도록 자생력을 갖게 됐기 때문입니다.

이처럼 환자 한 분 한 분이 몸과 마음의 건강을 되찾아가는 모습은 주치의에게 가장 큰 보람이자 기쁨입니다. 앞으로도 많은 환자분이 건강한 일상을 되찾을 수 있도록 진심을 다해 돕고 싶습니다.

"병원에서도 고치지 못했는데 한방 치료는 괜찮을까요?"
"왜 치료를 해도 나아지지 않는 걸까요?"
"근막통증증후군 때문에 스트레스와 우울감이 심해졌어요."

근막통증증후군으로 인해 마음속에 쌓인 걱정과 두려움

그리고 여러 가지 복잡한 감정이 얼마나 무거운 짐이 되는지 잘 알고 있습니다. 몸의 통증뿐만 아니라 그로 인해 삶 전체가 흔들리고 마음까지 지치게 만드는 어려움, 그런 마음을 진심으로 이해하고 나누고자 합니다.

지금 당장은 막막하고 힘들 수 있습니다. 하지만 그 고통에서 벗어나기 위해서는 새로운 치료가 필요하다는 점도 꼭 말씀드리고 싶습니다. 더 나은 내일을 위해 조금 힘들더라도 새로운 변화에 도전해 보세요. 회복으로 보상을 받으실 겁니다.

CASE 13

# 두통과 어지러움, 목과 어깨의 뻐근함·결림으로 일상이 너무 힘듭니다

“

아침이면 머리가 아파서 깼는데 그런 게 없으니 아침이 상쾌합니다. 목과 어깨도 너무 가벼워져 살도 빠진 느낌입니다. 전체적으로 컨디션이 좋으니 일을 할 때도 집중이 잘됩니다.

”

서울 중구 약수역에 살면서 보석 세공을 하는 50대 초반 여자분의 사례입니다. 한 달 전에 남편분과 함께 처음 상담을 왔을 때만 해도 치료를 시작해야 할지 고민이 많았다고 합니다. 당시 치료에 대한 확신이 서지 않아 결정을 하지 못했지만 집으로 돌아가 충분히 생각해 본 끝에 '다시 생각해 보아도 이곳만 한 곳이 없을 것 같다.'라는 생각이 들어 다시 내원하게 되었다고 합니다.

"6개월 전부터 점점 심해진 두통과 어지러움, 목과 어깨의 뻐근함과 결림으로 일상이 너무 힘들어졌습니다."

얼굴만 봐도 그동안 얼마나 답답하고 걱정이 컸을지 짐작이 되었습니다. 병원에서 진통제 처방을 받아 복용을 했지만 큰 효과를 보지 못했고, 대형병원에서 근막통증 증후군 진단을 받고 주사, 충격파, 도수 치료까지 받았지만 여전히 편해지지 않은 상태라고 합니다.

그런 상황에서 다시 용기를 내고 치료를 결심하기까지 어떤 마음이었는지 차분히 소개하려고 합니다.

"6개월 전부터 두통과 어지러움이 생겼습니다. 두통이 전체적으로 심합니다. 목과 어깨가 항상 뻐근하고 결립니다. 내과에서 진통제를 처방 받았지만 별 효과가 없었습니다. 최근에는 불면증까지 생겼습니다. 가끔 졸리고 산

소가 부족한 느낌을 받아 불안합니다. 이비인후과에도 가보았지만 귀에는 아무 이상이 없다고 합니다. 집 근처에 있는 대형병원에 갔더니 근막통증증후군인 것 같다고 해서 주사, 충격파, 도수 치료를 받았습니다. 주사는 잠깐 효과가 있었지만 충격파와 도수 치료는 좋아지는 걸 못 느꼈습니다."

이미 근막통증증후군은 환자분의 일상에 큰 짐이자 고민거리가 되어버렸습니다. 6개월 넘게 이어진 두통과 어지러움, 목과 어깨의 뻐근함과 결림이 일상 곳곳을 잠식해버리고, 급기야 잠도 편히 잘 수 없는 상태가 되었다고 합니다.

내과에서 진통제를 받아도 나아지지 않고 이비인후과에서 '귀에는 이상 없다.'라는 말만 듣고 돌아왔을 땐 허탈함도 느꼈을 겁니다. 회복에 대한 기대를 가지고 시작한 도수와 충격파 치료였지만 결국 제자리로 돌아와야 했던 마음이 얼마나 지쳤을지 걱정스러웠습니다.

'왜 이렇게 증상이 오래 가는 걸까?'
'이제는 방법이 없는 걸까?'

'한의학으로도 치료가 가능할까?'
이런 생각을 수도 없이 했을 거라고 생각합니다.

아픈 부위만 살피는 것이 아니라 근막통증증후군이 환자분의 삶을 어떻게 흔들어 놓았는지, 어떤 두려움과 답답함을 만들어 냈는지까지 함께 살피려고 노력했습니다.

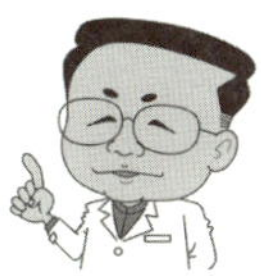

## 증상 개선에 도움이 됐던 **치료 방법들**

환자분이 처음 내원했을 땐 치료 계획만 이야기하지 않았습니다. 어떻게 하면 고통을 줄여 드릴지, 어떻게 하면 편안한 일상으로 돌아갈 수 있을지 함께 고민하고 싶다는 마음을 전했습니다. 진심이 전해졌는지 환자분은 첫 상담을 하고 나서 한 달 뒤 견우한의원에서 치료를 시작했습니다. 믿어주신 만큼 환자분의 회복을 위해 진심을 다해 치료를 진행했습니다.

"여기도 치료해 주세요, 저기도 치료해 주세요."라고 하면서 다양한 통처를 말하고, 이것저것을 시시콜콜하게 질문을 하던 환자분은 상당히 예민한 분이었습니다. 그럴 때는 "환자분께서 그만하라고 할 때까지 원하는 부위를 다 치료해 드릴 테니 걱정하지 마세요." 라고 답합니다. 특정 부위만 치료하는 것이 아닌 환자분이 지적하는 통증 부위는 원칙적으로 모두 치료해 드리는 것을 기본으로 하고 있습니다.

증상이 너무 심해 견우한의원에 오기 전에 신점을 본다는 무당을 찾아가 점을 보기도 했다고 합니다. 점을 보니 억울하게 죽은 조상이 있는데 이 분의 원혼을 달래주는 영험한 굿을 하면 지금 앓고 있는 병이 씻은 듯이 나을 수 있다고 해서 굿을 할까 한참 고민을 했다고 합니다.

근막통증증후군으로 인한 고통과 불안이 얼마나 깊었는지 알 수 있는 대목입니다. 증상이 심해 여러 방법을 찾아보았고, 그래도 해결이 되지 않아 점도 보면서 원인을 찾으려고 애썼다고 합니다. 환자분 같은 상황이라면 누구라도 같은 고민과 선택을 했을 거라고 생각합니다.

무거운 외투를 입거나 백팩을 메면 더 뻐근하고 결린다고 했습니다. 일상에서는 상관이 없지만 근막통증증후군이 있는 상태에서 통처에 외부 압력이 가해지면 통증 유발점이 활성화되면서 증상이 심해질 수 있기에 무거운 외투나 백팩은 피하는 게 좋다고 말씀드렸습니다.

손발이 차다고 합니다. 전체적으로 기혈 순환을 도와드려 신진대사를 끌어올리면 수족냉증이 차차 좋아질 거라고 말씀드렸습니다. 치료하는 동안 이 부분도 신경을 써서 치료해 드려 치료 말미에는 만족스러울 정도로 순환이 좋아졌습니다.

근막통증증후군 외에도 환자분이 불편함을 느끼는 부분이 있다면 함께 살피고 치료합니다. 치료의 목적은 단순히 통증만을 없애는 데 그치는 것이 아니라 치료가 끝난 뒤에도 환자분이 건강한 일상을 누릴 수 있도록 하는 데 있습니다.

안마기를 자주 사용하는 편이라고 합니다. 불필요한 자극은 증상을 악화시킬 수 있어 하지 말 것을 부탁드렸습니다. 불편하거나 손이 자주 가는 곳에는 아이스팩을 할 것을 부탁드렸습니다.

"근막통증증후군이 좋아지면서 저보다 남편이 더 좋아하는 것 같아요. 항상 퇴근하면 남편한테 여기저기 주물러 달라고 하고 통증 때문에 늘 짜증나는 표정을 달고 살았는데 그런 게 줄어들면서 집안 분위기가 많이 밝아졌습니다. 이제는 아프면 빨리 한의원에 가서 치료를 받으라고 조를 정도입니다."

이렇듯 고질적인 통증이 사라지면 한 가정에 웃음꽃이 활짝 피게 됩니다. 나 자신의 통증을 위해서 뿐만 아니라 우리 가족을 위해서도 빠르고 정확한 치료가 필요한 게 바로 근막통증증후군입니다.

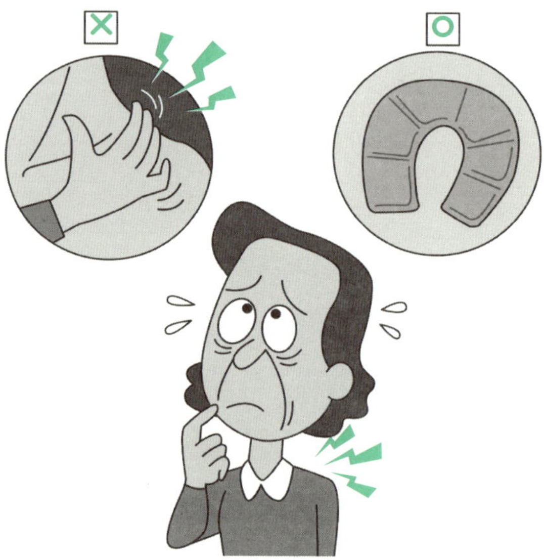

**근막통증증후군은 근육통이 아닙니다. 근육통은 아픈 곳을 주무르거나 마사지를 받으면 점점 좋아지지만 근막통증증후군은 증상이 점점 심해지면서 개미지옥에 빠지는 것처럼 점점 통증의 수렁으로 들어가게 됩니다.**

그러든지 말든지 하는 무심한 마음이 오히려 통증 개선에 도움이 됩니다. 그러면서 아픈 곳에 아이스팩을 하는 것이 기본 대응입니다. 아울러 통증에 대한 생각에서 벗어날 수 있는 자기만의 무언가를 만들 수 있다면 더욱 좋습니다.

커피를 하루에 3잔 정도 마신다고 합니다. 커피에는 카페인이 들어있어 수면에 장애를 줄 수 있고, 이로 인해 근막통증증후군이 심해질 수 있어 양과 횟수를 줄일 것을 부탁드렸습니다.

소파에 앉아서 스마트폰을 많이 한다고 합니다. 내려 보는 자세는 목과 어깨에 과부하를 줄 수 있어 가급적 눈높이에서 시청할 것을 부탁드렸습니다.

최근에 메스꺼움이 시작되면서 식욕이 많이 줄었다고 합

니다. 근막통증증후군이 심해지면서 나타나는 증상 중 하나로 치료가 되면서 식욕은 늘고 메스꺼움은 사라질 거라고 말씀드렸습니다.

오래 앉아있는 직업이기에 하루에 한두 시간 전후로 빨리 걷기나 가벼운 조깅을 추천해 드렸습니다. 그런데 얼마 후 안 하던 운동을 갑자기 시작했더니 허리가 아프다고 합니다. 그럴 경우에는 처음부터 한두 시간을 걷기보다는 10분에서 20분 단위로 시작을 하다가 횟수를 늘리면서 차차 시간과 양을 늘리는 게 좋다고 알려 드렸습니다. 아울러 아무리 좋은 운동이라도 운동하는 도중에 특정 부위에 무리가 가거나 신경이 쓰이면 운동 진행을 즉각 멈추고 주치의와 상의할 것을 지도했습니다.

주의 사항을 티칭해 드린 후 다음 진료 때 그 방법이 잘 맞았는지, 실제로 어떻게 해보았는지 확인 후 다음 단계로 넘어갑니다. 올바르게 실천하고 있는지, 불편한 부분이 생기지는 않았는지 꼼꼼히 살펴 빠른 회복을 도울 수 있도록 노력합니다.

환자분은 재진 시에 이런저런 궁금 사항을 수기로 적어

왔습니다.

"고혈압약, 당뇨약을 먹고 있는데 한약을 먹어도 되나요?"

"자고난 후 목과 어깨가 뻐근하고 결린데 아이스팩이 좋은가요? 핫팩이 좋은가요?"

"가볍게 목과 어깨 스트레칭을 해도 되나요?"

"커피를 마시면 안 되나요?"

가끔 정도가 심하거나 오래된 근막통증증후군 환자분들이 본인의 궁금 사항을 적어오기도 하는데 그만큼 통증의 정도가 심하거나 오래돼서 하루 빨리 통증에서 벗어나고 싶어 그럴 거라고 생각합니다. 궁금증에 대해 상세히 답해 드리고 언제든지 궁금 사항이 있으면 물어보라고 말씀드렸습니다.

이 환자분의 경우,

- 목과 어깨 주변 근육을 풀어주고 바른 정렬을 도와주면서
- 아픈 곳에 대한 불필요한 자극을 피하고
- 비위 기능을 끌어올려 소화를 정상화시키며
- 바른 자세로 스마트폰을 시청하고
- 커피를 조심하며

- 기혈 순환을 시켜 수족냉증을 개선하고 근막통증증후군의 재발을 막아주면서
- 원기를 끌어올려 근막을 정상화하는 치료를 했습니다.

"이제는 무거운 가방을 메거나 옷을 입어도 전혀 뻐근하거나 결림이 느껴지지 않습니다. 원장님 말씀처럼 메스꺼움이 없어지니 식욕도 돌아왔습니다. 근막통증증후군을 치료하면서 일상이 너무 편안해져서 행복합니다."

증상이 심할 때 많이 답답하고 불안해했지만 차근차근 치료를 이어가며 적극적으로 임해주신 덕분에 좋은 결과가 나올 수 있었습니다. 환자분의 회복 의지가 치료에 큰 힘이 되었습니다. 앞으로도 불편함 없이 건강한 일상을 유지했으면 좋겠습니다.

"가만히 있어도 결리고 당기는 통증이 있는데 큰 병이 아닌지 걱정됩니다."
"병원에서 검사를 했을 때는 이상이 없다고만 해서 답답합니다."
"회사에서 오래 앉아 일을 해야 하는데 결리고 뻐근해서 집중하기가 힘듭니다."

근막통증증후군으로 인해 일상이 무기력해지고 작은 움직임조차 버겁게 느껴졌을 겁니다. 시간이 지날수록 몸뿐만 아니라 마음까지 점점 지쳐갈 거라고 생각합니다. 그런 환자분을 마주할 때마다 안타까운 마음이 듭니다. '어떻게 하면 지친 마음까지 다시 건강하게 만들어 드릴 수 있을까?', '환자분이 온전히 주치의를 믿고 편안하게 치료받을 수 있을까?' 늘 고민하고 고민합니다.

지금 이 시간에도 근막통증증후군 치료를 고민하고 계신 분이 더러 있을 거라고 생각합니다. 누구보다 통증으로 지친 환자분들의 마음을 잘 알고 있기에 더 이상 혼자 버티지 않았으면 합니다. 행복했던 일상을 함께 떠올리며 그 일상이 다시 돌아올 수 있게 도와드리고 싶습니다.

견우한의원은 환자분의 속도에 맞추어 편안하게 치료를 받을 수 있게 늘 마음을 다합니다. 몸이 보내는 신호를 놓치지 않고 세심하게 살피겠습니다.

CASE 14

# 불편함이 심해 사람들 앞에서 이상행동을 합니다

“

신경이 쓰이는 불편함이 사라지니 잠도 깊게 자고 일에 집중도 잘 되고 아침에 느끼던 피로감도 확실히 줄었습니다. 견우한의원을 오래전부터 알고 있었지만 거리도 있고 한방 치료도 낯설어 방문하지 않았는데 진작 올 걸 그랬습니다.

”

경기도 파주에서 전기공사 일을 하는 40대 초반 남자 환자분의 사례입니다. 몇 년 전부터 별다른 이유 없이 목과 어깨가 뻐근하고 양쪽 날갯죽지로 담이 자주 걸려 내원했습니다. 왼쪽 목에서 머리로 이어지는 두통 때문에 혹시 큰 병이 아닌지 걱정도 많았다고 합니다. 병원에서 경추에는 별다른 이상이 없지만 근막통증증후군 진단을 받은 이후 불편함이 계속되어 일상과 대인관계에서도 스트레스를 크게 느꼈다고 합니다.

환자분은 어떻게 근막통증증후군에서 벗어나 다시 웃을 수 있게 되었을까요? 견우한의원을 통해 지친 몸과 마음을 다독이며 한 걸음씩 회복의 길로 나아갈 수 있었던 환자분의 이야기를 소개합니다.

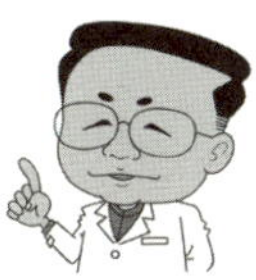

## 증상 개선에 도움이 됐던 **치료 방법들**

"몇 년 전부터 목과 어깨가 별다른 이유 없이 뻐근하고 결립니다. 콕콕 찌르는 느낌도 들고 지속적이지는 않지만 간헐적으로 신경이 쓰이게 불편합니다. 양 날갯죽지로 담이 자주 오고 왼쪽 날갯죽지에서 왼쪽 목을 걸쳐 왼쪽 머리로 두통이 자주 생깁니다. 일이 힘들고 술을 자주 마시다 보니 중풍이 오는 건 아닌가 해서 병원에 갔더니 경추는 깨끗한데 근막통증증후군이라고 했습니다. 아픈 건 분명히 아닌데 자꾸 신경이 쓰이게 불편하니 사람들 앞에서 이상 행동을 하고 영 불편해 죽겠습니다."

얼마나 불편함이 심했으면 사람들 앞에서조차 이상한 행동을 할 정도였을까요? 말로 다할 수 없는 불편함이 일상에 자리 잡고 있다는 걸 느낄 수 있었습니다.

끊임없이 신경이 곤두서고 스트레스가 쌓여 술로 하루하루를 달래는 상황을 들으니 마음이 무거워졌습니다. 어디서부터 환자분을 위로해 드리고 어떻게 치료의 방향을 잡아가면 좋을지 많은 고민을 했습니다.

"주변에 알아보니 견우한의원이 근막통증증후군 치료를 잘한다고 해서 검색해 봤는데 집과 거리가 있기도 하고 한방 치료는 처음이라 고민을 많이 했습니다. 침을 맞아본 적도 없고 봉침과 약침은 어떤지도 궁금하고 한약을 먹어본 적도 없습니다."

처음에 집과 거리가 멀어 내원을 고민했지만 점점 심해지는 불편함과 통증을 더는 버틸 수 없어 용기를 내 찾아

왔다고 합니다. 한방 치료가 처음이라는 환자분으로 침은 아프지 않은지, 약침이나 봉침은 어떤 작용을 하는지, 한약은 왜 먹는지 등에 관해 꼬치꼬치 물었습니다.

"침은 근육을 풀어주고, 약침이나 봉침은 국소적으로 통증유발점을 잡아주고, 한약은 근막을 정상화하는 데 도움이 되기에 환자분의 맥을 보아서 필요한 부분을 추가해서 처방합니다." 라고 말씀드렸습니다.

"제가 좋아지는 건 어떻게 알 수 있나요?"라고 묻기에 "기존에 느끼던 통증이 사라지고 아침에 일어났을 때 뻐근함과 결림이 줄어든다든가, 통증에서 회복되는 시간이 줄어들거나 피로감이 줄어든다면 좋아진다고 보셔도 됩니다."라고 말씀드렸습니다.

치료에 앞서 환자분이 궁금해 하는 부분은 없는지 꼼꼼하게 체크하여 속 시원히 해결해 드리려고 노력합니다. 그래야 환자분도 견우한의원을 믿고 따라올 수 있다고 생각합니다. 특히 근막통증증후군은 생소하고 막연하게 느껴질 수 있어 궁금한 점이 있다면 언제든 편하게 물어보라고 말씀드렸습니다. 이후 치료 5회까지는 본인의 궁금증을 자세히 메모해 와서 질문할 정도로 열심히 치료에 임했습니다.

목, 어깨, 양 날갯죽지가 불편한지 진료하는 동안에도 계속해서 목, 어깨를 돌리거나 주무르고 양 날갯죽지를 접었다 폈다를 했습니다. 아픈 곳에 대한 불필요한 자극은 근막통증증후군을 악화시킬 수 있어 하지 말 것을 부탁드렸습니다. 불편하고 신경이 쓰인다면 아픈 부위에 아이스팩을 할 것을 부탁드렸습니다.

처음에 아픈 곳을 만지거나 마사지하지 못하게 하면 환자분들은 "온몸의 근육이 더 굳는 것 같다.", "더 뻐근하고 결린다.", "아파서 미칠 것 같다." 등의 부정적인 반응을 보이는 경우가 많습니다. 그러나 적응 기간을 2~3주 지나게 되면 대개 안정 모드로 들어가게 되고 치료도 상당히 빠른 속도로 진행됩니다.

술은 주 3~4회 정도 마신다고 합니다. 업무 스트레스도 있지만 하루 종일 신경이 쓰이는 근막통증증후군 때문에 술 없이 잠들기도 어렵다고 합니다.
하지만 술은 근막통증증후군을 악화시키는 요인 중 하나

로 양과 횟수를 조절해야 한다고 말씀드렸습니다. 술을 대신하여 환자분의 스트레스를 조절할 수 있는 방법은 없는지 상담과 치료를 통해 함께 찾아드리겠다고 약속드렸습니다.

커피는 하루에 한 잔은 마신다고 합니다. 그것도 오후에 마신다고 합니다. 수면 30분 전에 마셔도 잠에 별 이상이 없다고 합니다. 하지만 커피에는 카페인이 들어 있어 수면장애를 유발할 수 있기에 오전에 마시면 좋고 양과 횟수를 조절할 수 있다면 더욱 좋다고 알려 드렸습니다.

잠을 자지만 통증 때문에 깊은 잠을 못 잔다고 합니다. 또 등이 결려서 자려고 누우면 1시간은 뒤척거리다가 겨우 잠드는 편이라고 합니다.

"하루라도 편하게 자고 싶습니다."

제대로 잠을 자지 못하니 늘 피곤한 채로 출근을 한다며 하루라도 편하게 자고 싶다고 호소할 정도였습니다. 치료가 진행되고 근막통증증후군이 좋아지면서 수면의 깊이도 깊어질 거라고 말씀드렸습니다. 특히 수면 문제는 등통증 환자들이 많이 호소하는데 등통증이 가라앉으면서 수면의 깊이도 깊어지는 경우를 자주 보게 됩니다. 수면에 대한 걱정이 많은 환자분께 근막통증증후군이 좋아지면서 수면 문제가 해결되었던 다양한 사례를 들려 드리며 진료를 이어나갔습니다.

치료가 어느 정도 진행되던 중에 오른쪽 엉덩이도 불편하다고 합니다. 달리기를 조금씩 하고 있었는데 1년 전에 마라톤 수준으로 업그레이드를 하면서 더 심해졌다고 합니다. 왜 처음부터 말하지 않았냐고 물으니 아픈 데가 너무 많아서 처음에 다 말하지 못했다고 합니다. 조금 늦기는 했지만 오른쪽 엉덩이도 병행 치료에 들어갔습니다.

"통증이 너무 심해서 2년 가까이 진통소염제를 달고 삽니다. 최근에 건강검진을 받았는데 일부 신장 수치에 문제가 생겼다고 했습니다. 약 없이는 생활하기가 힘든데 어떻게 해야 할지 모르겠습니다."

통증이 심해 장기간 진통소염제를 복용했다고 합니다. 진통소염제의 경우 장기간 복용하게 되면 위장 장애와 더불어 신장에도 문제를 일으킬 수 있어 많이 아플 때만 제한적으로 투여할 것을 부탁드렸습니다.

환자분의 경우 날씬한 체형이었지만 마라톤을 하면서 오른발에 족저근막염, 아킬레스건염도 생겼습니다. 이미 상당한 정도로 발전했지만 운동을 워낙 좋아하다 보니 멈출 수도 없는 상태였습니다. 그렇지만 운동 양과 횟수를 어느 정도 조절해야 빠른 회복도 가능하다고 말씀드렸습니다.

근막통증증후군으로 생긴 잦은 음주, 수면장애 등으로 오랫동안 고생했지만 치료가 진행되면서 환자분 스스로 변화를 느꼈다고 합니다.

이 환자분의 경우,

- 목과 어깨, 양 날갯죽지, 오른쪽 엉덩이, 오른쪽 발바닥 주변 근육을 풀어주고
- 바른 정렬을 도와주면서
- 아픈 곳에 대한 불필요한 자극을 피하고
- 술과 커피를 조심하며
- 진통소염제를 적절히 조정하고
- 지나친 운동을 삼가며 주의 사항을 잘 지키고

- 기혈 순환을 시켜 근막통증증후군, 족저근막염, 아킬레스건염의 재발을 막아주면서
- 원기를 끌어올려 근막, 건을 정상화하는 치료를 했습니다.

"처음에는 한방 치료로 과연 효과가 있을까 의심도 했는데 몸이 달라지는 게 느껴지면서 나을 수 있다는 확신이 생겼습니다. 무엇보다 제 질문 하나하나를 진심으로 들어주시고 답해주신 게 큰 도움이 되었습니다."

이런 말씀을 들을 때마다 주치의 입장에서도 마음이 참 뭉클해집니다. 몸이 회복되는 것은 물론 마음의 불안까

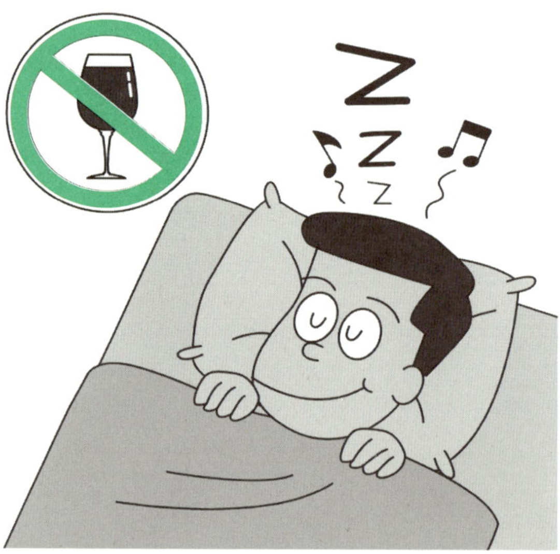

지 조금이나마 덜어드릴 수 있어야 진정한 치료라고 생각합니다. 단순히 증상만 고치는 것이 아니라 지금처럼 환자분의 이야기에 귀를 기울이고 마음을 나눌 수 있는 치료를 앞으로도 이어나가고 싶습니다.

"병원에 가도 이상이 없다고 하니 너무 답답합니다."
"약이나 주사 치료를 하면 잠깐 괜찮은데, 다시 아픕니다."
"근막통증증후군 때문에 스트레스가 늘어 매일 술을 마십니다."

근막통증증후군을 겪는 분이라면 한 번쯤은 공감하실 이야기일 겁니다. 스트레스가 쌓여 술로 달래게 되고 병원에 가도 "별다른 이상이 없다."는 말을 들으면 치료를 포기하고 싶은 환자분도 계실 겁니다.

오늘은 그런 분들이 조금이라도 용기를 내서 다시 한 번 치료를 결심해 보길 바라는 마음으로 이 글을 전합니다. 근막통증증후군이 만들어내는 불편함과 문제는 원인을 제대로 해결하면 분명히 다스릴 수 있습니다.

CASE 15

# 헬스를 하다가 다친 후 몸이 완전히 무너졌습니다

"

솟았던 승모근이 어느새 제자리를 찾고 통증과 더불어 뻐근함, 결림, 당김, 조임이 사라지니 공부에 집중도 잘 되고 너무 편합니다. 열심히 공부해서 변호사 시험에도 꼭 합격하겠습니다.

"

서울 성북구 안암동에 살면서 변호사 시험을 준비하는 30대 초반 남자분의 사례입니다. 두 번의 변호사 시험 낙방 그리고 세 번째 도전을 하던 환자분은 누구보다 긍정적이고 성실하게 하루하루를 살아가던 분이었습니다. 하지만 작년 봄에 헬스를 하다 생긴 어깨 부상이 생각보다 깊었다고 합니다. 회전근개를 다친 후 시간이 지나면서 어깨 위쪽으로 뻐근하게 결리고 조이는 불편함이 끊임없이 따라다니기 시작했다고 합니다.

"열정 하나로 버텨왔는데 몸이 완전히 무너져 버렸습니다."

공부가 손에 잡히지 않고 매일 같이 무기력해지는 자신을 보며 변호사의 꿈을 접어야 하나 생각이 들 만큼 두려움과 걱정이 컸다고 합니다. 근막통증증후군이라는 진단을 받은 후 어떻게 치료를 시작해야 할지, 정말 회복이 되기는 하는지 혼란스러운 날들이 계속되었다고 합니다.

지금 이 글을 보고 있는 분 중에도 이와 비슷한 통증과 어려움을 겪고 있는 분이 분명 계실 겁니다. 누군가의 공부를 포기하게 만들고, 누군가의 일상을 손에서 놓게 만들 정도로 힘든 병이 근막통증증후군입니다.
다행히 이 환자분은 견우한의원에서 치료를 시작하여 다시 공부에 집중할 수 있는 몸과 마음을 되찾게 되었고, 결국 변호사 시험을 다시 준비할 수 있게 되었습니다.

이 환자분의 사례를 통해 같은 아픔을 겪고 있다면 다시 치료를 시작할 수 있는 용기와 희망을 가졌으면 좋겠습니다. 그 변화의 과정을 소개합니다.

"작년 봄에 헬스를 하다 회전근개를 다치고 나서 2~3개월 후 승모근 주위로 뻐근하고 결리면서 당기고 조이는 불편함이 생겼습니다. 막 아프거나 특정 동작이 안 되기보다는 설명하기 힘든 불편함이 어깨를 짓눌렀습니다. 승모근이 붓고 모양이 변해 한 달 전에는 승모근에 보톡스 주사까지 맞았습니다. 오른쪽보다는 왼쪽 승모근이 심하고, 최근에는 양 날갯죽지까지 심해졌습니다. 병원에서는 근막통증증후군이라고 했습니다."

승모근 주위로 담이 결린 것처럼 뻐근하고 결리면서 누르는 느낌이 들고 화끈거림까지 있다고 합니다. 이미 증상이 상당한 정도로 진행돼 누구보다 빠르고 정확한 치료가 필요해 보였습니다. 변호사 시험 준비와 함께 건강관리 차원에서 시작한 헬스가 독이 될 줄은 상상도 못 했다고 합니다. 처음에는 뻐근하고 결리는 정도였지만 지금은 승모근이 솟고 양 날갯죽지까지 불편함이 심해진 상황이라 작은 움직임조차 불편해 공부도 집중하기 힘들다고 합니다.

"벌써 3번째 시험을 준비하다 보니 평소에도 스트레스가 심한데 근막통증증후군이 생기고 나서 완전히 무너져 버렸습니다. 공부에 집중해야 하는데 몸이 따라주질 않으니 답답하기만 합니다."

변호사 시험을 준비하는 수험생으로 이미 상당한 스트레스를 받고 있었다고 합니다. 그런 중에 잘못된 자세, 커피, 불필요한 자극이 더해지면서 증상이 심해진 것으로 보였습니다.

승모근이 솟는 게 너무 스트레스라고 하면서 일정한 주기별로 상체를 벗고 찍은 사진을 보여주었습니다. 그동안 지푸라기라도 잡는 심정으로 승모근 마사지도 열심히 했다고 합니다. 그러나 그럴수록 증상은 더 심해졌다고 합니다.

매일매일 승모근의 모양이 더 이상해지지는 않을까 걱정

하며 사진으로 남기기도 하면서 얼마나 마음고생이 심했을까요? 하루라도 빨리 예전처럼 일상을 되찾기 위해 애쓰는 환자분을 보며 더욱 진심을 다해 도와드려야겠다는 생각이 들었습니다.

"환자분, 하루라도 빨리 몸이 편해져서 마음 놓고 시험 준비에 집중할 수 있도록 최선을 다하겠습니다. 지금 불편하신 부분을 하나씩 차근차근 해결해 드릴 테니 치료는 저를 믿고 따라와 주세요."

환자분이 치료를 통해 다시 집중력과 건강을 되찾아 간절히 바라던 변호사라는 꿈에 한 걸음 더 가까워질 수 있도록 진심을 담아 치료를 시작했습니다.

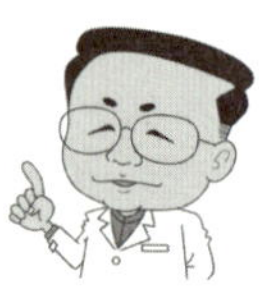

## 증상 개선에 도움이 됐던 **치료 방법들**

먼저 환자분의 평소 습관 중 근막통증증후군을 악화시키는 요인은 없는지 자세한 확인이 필요했습니다.

승모근 마사지를 포함하여 근막통증증후군 부위에 대한 자극은 증상을 악화시킬 수 있어 하지 말 것을 부탁드렸습니다.

도수 치료사의 추천으로 오일을 발라서 승모근 마사지를 했다고 합니다. 그런데 하면 할수록 증상은 더욱 심해졌다고 합니다. 근막통증증후군이 있는 경우 아픈 곳에 대한 불필요한 자극은 증상을 악화시킬 수 있어 하지 말고 불편한 곳에는 아이스팩을 할 것을 부탁드렸습니다.

공부에 대한 집중도가 떨어질 때면 커피를 마신다고 합니다. 하루에 마시는 양을 물으니 아침에 일어나면 꼭 한 잔은 마시고, 중간에 집중력이 떨어질 때 한 잔 더 마신다고 합니다. 커피에는 카페인이 들어 있어 수면장애를 유발할 수 있기에 양과 횟수를 줄여야 한다고 알려 드렸습니다.

운동을 할 때 습관이 되어서 그런지 견갑을 빼는 연습을 많이 해서 승모근 통증이 더 심해진 것 같다는 말도 했습니다. 초진 상담 중에도 계속 그 자세를 자신도 모르게 하고 있었습니다. 그만큼 정도와 깊이가 상당한 정도로 진행이 되었습니다. 승모근 통증을 유발하거나 확인하는 동작은 근막통증증후군 개선에 도움이 되지 않으니 하지 말 것을 지도했습니다.

"불편한 게 느껴지면 계속 신경이 쓰이고 손이 가는데, 어떻게 하죠?"

근막통증증후군 진단을 받기 전부터 이미 불편한 부위를 확인하는 습관이 자리 잡고 있어 어떻게 극복하는 게 좋은지 물어보셨습니다. 예를 들면 큰 소리로 노래를 부르거나 좋아하는 음악을 듣는 등의 방법을 통해 아픈 곳에 대한 주의를 다른 곳으로 돌리면 도움이 될 거라고 알려 드렸습니다.

주의 사항을 티칭할 때도 단순히 "그 동작은 이제 그만하셔야 합니다."라고 끝내지 않습니다. 환자분이 실생활에서 실천할 수 있는 더 나은 대안과 방법을 함께 찾아드리고 있습니다. 환자분의 습관과 생활 패턴을 고려해 가장 적합한 방식으로 안내 드리고 실천할 수 있도록 꾸준히 도와드리고 있습니다.

"치료하지 않으면 어떻게 되나요?"라고 묻기에 "증상이 심해지고 아픈 영역이 늘어나면서 점점 일상이 힘들어지게 됩니다. 근막통증증후군은 삶의 질을 위해서 치료하는 병으로 환자분의 협조와 이해가 동반되면 언제든지 이전의 건강한 삶으로 돌아갈 수 있습니다."라고 말씀드렸습니다.

바른 자세를 위해 턱을 당기고 가슴을 펴고 허리를 펴야 되는지 묻기에 올바른 자세에 도움이 되는 모든 요소를 다 지킬 수 있다면 정말 좋지만 일상에서 꾸준히 유지하기란 쉽지 않고, 지속하기도 어려워 시선을 눈높이로 하는 바른 자세만 신경을 써도 원하는 결과를 대부분 얻을 수 있을 거라고 조언해 주었습니다.
아울러 하루에 한두 시간 전후로 빨리 걷기와 가벼운 조깅을 하면 바른 자세 유지에 도움이 될 수 있을 거라고 지도했습니다.

상담이 깊어질수록 질문이 하나둘 늘어났고, 그만큼 환자분의 치료 의지가 점점 긍정적으로 변하는 게 느껴졌습니다.

"원장님 말씀대로만 하면 좋아질 수 있겠다는 믿음이 생기네요."

환자분처럼 근막통증증후군이 오래되고 심한 분일수록 자신의 질환에 대해 정확히 알고 공감하는 만큼 빨리 좋아지기에 궁금증이 완전히 해소될 때까지 충분히 물어보라고 합니다. 많은 시간을 상담에 할애했던 환자분으로 치료에 대한 절박함과 열정이 누구보다 강해 적극적으로 치료에 임하면서 주의 사항 준수에 노력하는 모습이 남달랐습니다.

환자분의 뜨거운 치료 의지에 감사함을 느끼고, 더 정성을 다해 더 세심하게 티칭해 드렸던 기억이 납니다.

"베개 높이를 조절하는 것도 도움이 될까요?"

베개를 바꾸게 되면 수면에 영향을 미치면서 증상이 심해질 수 있기에 진행 정도를 보면서 교체하는 게 좋을 것 같다고 알려 드렸습니다. 베개의 경우 수십만 원 하는 고가의 특수 베개보다는 부담 없는 가격에 구매할 수 있고 경추의 C커브 형성에 도움이 되는 메밀(모밀) 베개를 추천해 드리고 있습니다.

노트북으로 작업을 많이 한다고 합니다. 이런 경우 목과 어깨, 허리에 부담을 주게 됩니다. 가급적 데스크탑이 좋지만 노트북을 사용할 수밖에 없다면 노트북 밑에 받침대를 두어 화면의 가운데가 눈높이로 오도록 하면서 블루투스 키보드를 사용하는 게 좋다고 알려 드렸습니다.

승모근이 심하게 결려 잠을 자주 설친다고 합니다. 치료를 열심히 받고 주의 사항을 잘 지키면 승모근이 풀리면서 수면의 깊이도 달라질 거라고 말씀드렸습니다.

글씨를 쓰려면 긴장이 되고 손이 떨리면서 맘대로 안 써지고 삐뚤삐뚤해진다고 합니다. 그러면서 오른쪽 목덜미가 심하게 경직되는 걸 느낀다고도 했습니다. 이런 부분은 근막통증증후군 치료가 진행되면서 차차 좋아질 거라고 말씀드렸습니다.

이 환자분의 경우,

- 목과 어깨, 양 능형근 주변 근육을 풀어주고 바른 정렬을 도와주면서
- 아픈 곳에 대한 불필요한 자극을 피하고
- 커피를 조심하며

- 가급적 시선을 눈높이로 하고
- 기혈 순환을 시켜 근막통증증후군의 재발을 막아주면서
- 원기를 끌어올려 근막을 정상화하는 치료를 했습니다.

"처음 진료를 받을 때 원장님께 한 시간 넘게 질문을 했던 게 기억나요. 근막통증증후군 치료에 정말 진심이구나를 느낄 만큼 성심껏 답해 주셨잖아요. 그때 알려주신 방법을 꾸준히 따라가다 보니 몸이 달라지는 게 느껴졌고, 특히 승모근 모양도 눈에 띄게 좋아지는 걸 확인할 수 있었습니다."

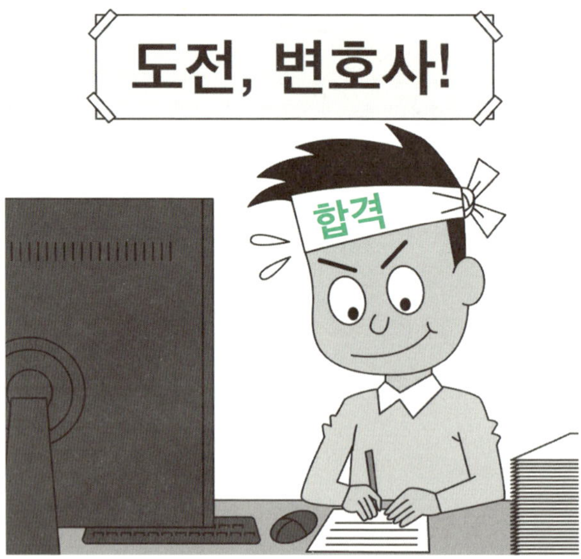

환자분이 얼마나 간절한 마음으로 회복을 원했는지 잘 알고 있기에 질문 하나하나에 빠짐없이 잘 이해할 수 있도록 최선을 다해 답변해 드렸습니다.

환자분이 저를 믿고 치료에 끝까지 함께 해주신 만큼 이해와 신뢰가 치료의 가장 중요한 시작점이라는 것을 느낄 수 있었습니다. 수많은 질문과 설명이 오가는 과정이 결국 환자분의 회복을 돕고 좋은 결과로 이어질 수 있다고 생각합니다. 포기하지 않고 믿고 따라준 환자분께 다시 한 번 진심으로 감사드립니다.

"운동을 쉬면 나아질 줄 알았는데 증상이 더 심해진 것 같아요."
"목과 어깨가 너무 불편해서 집중력이 떨어집니다."
"분명 아픈 건 아닌데 이 증상을 어떻게 설명해야 할지 모르겠습니다."

이 글을 읽으면서 '어? 이거 내 이야기 같은데.', '나도 이런 증상이 있는데.'하고 마음속으로 고개를 끄덕이는 분들이 분명 계실 겁니다. 그리고 어쩌면 '나도 나을 수 있을까?'라는 작은 희망이 피어오르기도 했을 겁니다.

절대 늦지 않았습니다. 이 순간부터라도 치료는 충분히 가능합니다. 지금 느끼고 있는 불편함이 결코 당연한 것이 아니라는 걸, 그리고 제대로 된 치료와 긍정적인 마음만 있다면 반드시 회복할 수 있다는 걸 수많은 치료 경험을 통해 잘 알고 있습니다.

더 이상 통증을 참지 마시고 치료를 내일로 미루지 마세요. 환자분의 일상과 소중한 꿈을 지키는 일에 늘 함께하겠습니다.

CASE 16

# 검사상 이상은 없다고 하는데 등이 너무 불편합니다

"

치료가 진행되면서 등이 굉장히 가벼워졌습니다. 아침에 일어나도 결리는 게 전혀 없고 어느 순간부터 고객 앞에서 하던 어깨 돌리기나 가슴 펴기 등의 동작이 거짓말처럼 사라져 저도 깜짝 놀랐습니다.

"

서울 광진구 자양동에 살면서 은행원으로 근무하는 30대 초반 남자분의 사례를 소개합니다. 바쁜 일정 중에도 치료 스케줄을 단 한 번도 빠짐없이 지키며 성실하게 따라

오던 환자분으로 노력과 집중력은 회복이라는 좋은 결과로 이어졌습니다.

"설명하기 어려운 불편함이 있는데 병원에서는 이상이 없다고 합니다."
"아픈 건 아닌데 계속 신경이 쓰입니다."
"운동을 중단했는데도 낫지 않고 오히려 더 심해졌습니다."

이런 말들 낯설지 않으시죠? 눈에 보이는 외상도 아니고 명확한 병명도 없지만 무언가가 계속 불편하고 무기력해지는 하루하루 속에서 환자분 역시 긴 시간을 홀로 견디고 있었습니다.

군 복무 중 시작된 불편함은 시간이 지날수록 깊어졌고 다양한 치료를 시도했지만 원인을 찾지 못한 채 무기력한 일상이 이어졌습니다. 대학병원에서 근막통증증후군이라는 진단을 받은 환자분은 다시 일상을 회복하기 위해 견우한의원을 찾았습니다.
통증과 불편함이라는 긴 터널 끝에서 마침내 회복의 빛을 찾은 환자분의 이야기를 소개합니다.

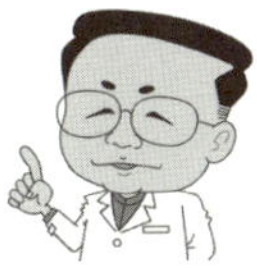

## 증상 개선에 도움이 됐던 **치료 방법들**

"10년 전 군대에서 벤치프레스를 심하게 하고 나서 왼쪽 날갯죽지, 왼쪽 날개뼈로 신경이 쓰이는 불편함이 시작됐습니다. 분명히 아픈 것은 아닌데 많이 써서 힘이 빠지는 듯한 느낌이 들고 어깨가 빠질 것 같은 불안함이 있어 제대하고 나서 병원에서 MRI 검사를 했습니다.
별다른 이상이 없다는 말을 들었고 일상에서는 불편함이 덜 하지만 벤치프레스를 하면 오른쪽 어깨가 신경이 쓰이게 불편했습니다. 주사와 충격파 치료를 받았는데 충격파는 모르겠고 주사 치료를 했을 때 어느 정도 기간은 편했던 것 같습니다. 계속해서 불편함이 있어 최근에 대학병원에서 다시 검사를 했는데 근막통증증후군 때문에 그런 것 같다고 했습니다."

환자분은 근막통증증후군에 걸리기 전까지는 누우면 바로 잠들고 눈을 뜨면 아침이었다고 합니다. 하지만 어느 순간부터 평범했던 리듬이 무너지고 일상이 엉망이 되어 지금은 제발 하루라도 푹 자보는 게 소원이라고 합니다. 환자분의 말 한마디 한마디 속에서 그동안 얼마나 답답하고 무기력한 시간을 버텨왔는지 마음 깊이 느낄 수 있었습니다. 하지만 성실하게 치료를 따라주고 주의 사항을 잘 지켜준다면 분명히 좋아질 수 있다고 말씀드렸습니다.

한의사인 부인의 치료를 받아보기도 했지만 생각처럼 호전이 없어 결국 부인 추천으로 견우한의원을 찾았다고 합니다. 나중에 이 말을 들었을 땐 더 큰 책임감이 들었습니다. 가장 가까운 가족에게도 추천할 수 있을 만큼의 더 큰 신뢰를 드려야 했기 때문입니다.

환자분은 평소에도 한방 치료를 선호하지만 치료 시간과 거리에 대한 부담 때문에 쉽게 내원하기 어려웠다고 합니다. 다행히 견우한의원에서는 통처에 자침 후 돌린 다음 바로 빼는 염전 치료를 하기에 환자분께 잘 맞았고 효과도 확실하게 느꼈다고 합니다.

“치료 시간은 짧은데 효과는 좋아서 부담 없이 올 수 있어 좋습니다.”라는 말은 큰 보람을 느끼게 하는 말이었습니다.

평소 술을 좋아한다고 합니다. 술은 근막통증증후군을

악화시키는 인자 중 하나로 양과 횟수를 줄여야 한다고 말씀드렸습니다.

커피를 좋아하는데 마시면 잠을 못 자서 하루에 한 잔만 마신다고 합니다. 커피의 경우 카페인이 들어 있어 양과 횟수를 줄이는 게 좋다고 말씀드렸습니다.

환자분은 어느 순간부터 자신도 모르게 어깨를 돌리거나 불편한 부위를 확인하는 습관이 생겼다고 합니다. 처음에는 무심코 넘겼지만 고객 앞에서도 그런 행동을 반

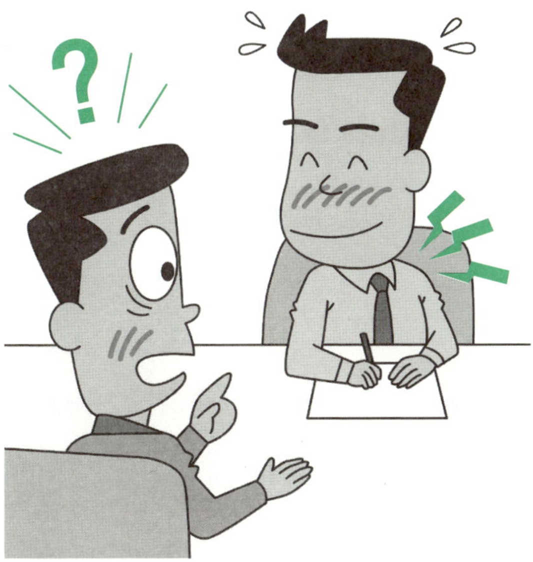

복하는 자신의 모습이 보이기 시작하면서 사람을 만나는 일 자체가 부담으로 다가왔다고 합니다. 대인기피증이 생긴 건 아닌가 하는 걱정도 생겼다고 합니다.

이야기를 들으면서 가장 먼저 들었던 생각은 '통증보다 더 힘든 것은 그로 인해 무너지는 일상과 자존감이겠구나.'하는 것이었습니다. 그래서 저는 환자분께 말씀드렸습니다.

"근막통증증후군이 좋아질수록 지금처럼 확인하거나 풀려는 습관도 서서히 줄어들 겁니다. 다시 안정적인 일상을 되찾을 수 있게 최선을 다하겠습니다."

무의식적인 습관은 어쩔 수 없지만 의식이 되는 순간만큼은 자극을 줄일 수 있도록 노력해 달라고 당부 드렸습니다. 아울러 환자분은 등을 누르면 시원하다는 이유로 자주 특정 부위를 누른다고 하는데 민감해진 근막에 반복적인 자극은 증상을 악화시킬 수 있어 주의가 필요합니다. 그리고 자주 손이 가는 부위에는 아이스팩을 활용하는 게 도움이 된다고 말씀드렸습니다.

단지 주의 사항만을 전달하고 싶었던 것은 아닙니다. 작은 행동 하나하나가 다시 일상으로 향하는 발걸음을 무겁게 하지 않도록 환자분이 스스로 몸을 더 아끼고, 그 과정에서 조금씩 편안함을 되찾을 수 있도록 돕고 싶었습니다.

근막통증증후군이 시작될 무렵부터 가려움증이 시작되었다고 합니다. 처음에는 허리에서 시작하다가 온몸으로 퍼졌다고 합니다. 피부과에 가서 약을 먹으면 덜해지다가 안 먹으면 다시 가렵다고 했습니다. 병원에서는 "면역기능이 떨어져서 가려움증이 생긴 것 같다."고 했답니다.

일부 환자에서 근막통증증후군과 연계해서 가려움증을 호소하는 경우가 있습니다. 근막통증증후군과 관련된 일종의 연관통이라면 증상이 좋아지면 차차 사라질 거라고 말씀드렸습니다. 환자분의 경우 다행히 증상이 좋아지면서 가려움증도 서서히 사라져 근막통증증후군이 회복될 때쯤에는 가려움증을 거의 느끼지 못할 정도가 되었습니다.

이 환자분의 경우,

- 왼쪽 날갯죽지, 왼쪽 날개뼈 주변 근육을 풀어주고

- 바른 정렬을 도와주면서
- 아픈 곳에 대한 불필요한 자극을 피하고
- 술과 커피를 조심하며
- 면역 기능을 올려주고
- 기혈 순환을 시켜 근막통증증후군 재발을 막아주면서
- 원기를 끌어올려 근막을 정상화하는 치료를 했습니다.

"회복하고 나니 사람을 만나는 것도 두렵지 않고 이전처럼 다시 자신감이 생겼습니다. 근막통증증후군 회복을 통해 많은 걸 얻어갑니다."

이전에는 불안과 불편함 속에서 스스로를 자꾸 작게 만들었던 환자분이 다시 고개를 들어 사람을 마주하게 되었습니다. 환자분이 회복을 넘어 자신감까지 되찾아가는 모습을 보며 앞으로도 더욱 섬세하고 진심을 다해 치료해야겠다는 결심을 하게 되었습니다.

"몸이 자꾸 긴장돼서 편하게 앉아 있질 못하겠습니다."
"잘 때마다 자꾸 뒤척이게 됩니다. 푹 자본 게 언제인지 모르겠어요."
"일하다가도 어느 순간 불편함 때문에 집중력이 흐려져요."

혹시 근막통증증후군으로 인해 위와 같은 불편함을 겪고 있다면 지금이라도 치료를 시작해 볼 것을 추천합니다. 몸이 보내는 신호를 무시한 채 버티기만 하기에는 환자분의 일상과 마음이 너무 소중하기 때문입니다.

근막통증증후군은 혼자 견디기엔 너무 지치고 남들이 보기에는 티도 나지 않아 더욱 외롭고 힘든 질환일 수 있습니다. 하지만 올바른 치료와 작은 변화가 쌓이면 어느새 일상이 제자리를 찾아가기 시작할 겁니다.

CASE 17

# 왼쪽 머리로 편두통이 심할 때는 아무것도 못 하겠습니다

"

편두통이 사라지니 짜증나는 일도 없고, 하루가 너무 개운합니다. 집중도 잘 되고 기억력도 예전처럼 좋아졌습니다.

"

서울 은평구 응암동에 살면서 공기업에 다니는 30대 초반 남자 직장인의 사례를 소개합니다. 고된 군 복무와 반복적인 스트레스 그리고 불편한 자세 속에서 오랜 시간 누적되어 온 통증이 근막통증증후군으로 이어졌다고 합니다.

뚜렷한 외상이 있는 것도 아니고 정확히 설명할 수 없는 불편함이었기에 더 오래 참았던 것 같습니다. 통증에 익숙해지면서 정도가 얼마나 깊어졌는지도 알아차리기 어려웠을 거라고 생각하니 안타까운 마음이 들었습니다.

"항상 목과 어깨, 양쪽 날갯죽지가 뻐근하고 결리고, 왼쪽 머리로 편두통이 심할 땐 아무것도 못 하겠습니다."

병원에서 근막통증증후군 진단을 받고 권하는 치료를 받았지만 효과는 일시적이었고, 증상은 다시 원래대로 돌아오기를 반복했다고 합니다. 반복되는 통증에 이제는 다른 방법이 필요하다고 느껴 어렵게 용기를 내서 견우한의원에 왔다고 합니다.

지금은 편두통 없는 개운한 하루와 예전보다 훨씬 가벼운 일상을 보내고 계신 환자분의 사례를 소개합니다.

"군에서 장교로 근무했고 초소 근무를 했는데 사람들과의 관계에서 스트레스를 많이 받았습니다. 늘 총을 메고 있어서 그런지 증상이 더 심해진 것 같습니다. 오전보다는 오후에 전반적으로 심하며, 특히 왼쪽 머리로 편두통이 심해 일상이 어려울 때가 많았습니다. 병원에서 근막통증증후군이라고 해서 치료를 받았는데 치료를 할 때는 좋아지다가 일정 기간이 지나면 다시 나빠지기를 반복했습니다."

환자분의 이야기를 들으며 그동안 얼마나 지치고 불편한 시간을 홀로 견뎌왔는지 느낄 수 있었습니다. 본격적인 진료에 들어가기 전 환자분의 삶 속에 근막통증증후군이 얼마나 스며들어 있었는지 더 깊게 들여다보려 했습니다.

'이전처럼 증상이 다시 반복되지 않으려면 무엇을 놓치지 말아야 할까?' 그 생각에 중심을 두고 환자분과 이야기를 나누는 시간을 가졌습니다. 대화 속에서 불안했던 마음이 조금은 가라앉았는지 환자분도 점차 편안해진 모습을 보였습니다.

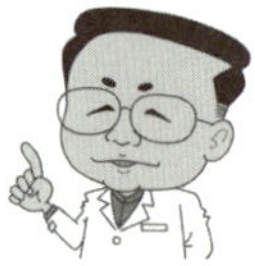

## 증상 개선에 도움이 됐던 **치료 방법들**

치료의 첫 번째 과정은 환자분의 일상 속에 근막통증증

후군이 얼마나 자리 잡고 있는지를 파악하는 것이었습니다. 생활습관과 반복되는 동작을 함께 살펴보고 그 안에 증상을 악화시키는 요인을 찾아 가장 효과적인 치료 방법을 수립하는 것입니다.

이 과정에서 반드시 함께 이루어져야 하는 것이 증상에 맞는 주의 사항입니다. 무엇을 조심해야 하는지 자세히 안내해 회복 속도를 높이고 재발을 줄일 수 있도록 돕고 있습니다.

술은 일주일에 한 번은 마신다고 합니다. 많이 마시지는 않고 술자리에 맞게 응하는 편이라고 합니다. 술은 근막통증증후군을 악화시키는 인자 중 하나로 양과 횟수를 줄여야 한다고 말씀드렸습니다.

커피는 하루에 2~3잔씩 마셨는데 최근에 건강에 관심을 가지면서 커피를 끊었다고 합니다. 커피에는 카페인이 들어 있어 수면장애를 유발하기에 조절이 필요한 외부 요인 중 하나인데 끊었다니 정말 잘했다고 말씀드렸습니다.

초등학교 3학년 때 입이 돌아간 이후로 한의원 치료를 자주 받아 침 치료는 익숙한 편이라고 합니다. 그래서 치료 초반부터 비교적 난이도가 있는 치료도 무리 없이 진행할 수 있었습니다. 물론 처음 진료를 시작할 때 환자분이 한방 치료에 대해 어느 정도 알고 있는지, 혹시라도 거부감은 없는지 먼저 확인하는 과정을 거칩니다. 이런 부분은 주치의의 입장에서 꼭 짚고 넘어가야 하는 중요한 단계이기도 합니다.

고정된 틀로 치료하기보다는 환자분의 상태와 이해도를 고려하여 그에 맞는 방식으로 치료를 조정해 나가는 것이 견우한의원의 맞춤식 치료입니다.

재진 날 진료실에 들어와서도 아픈 곳을 주무르던 환자분에게 "아픈 곳에 대해 불필요한 자극을 하게 되면 저와 헤어지지 못하실 수도 있습니다. 저와 올해를 넘겨서도 계속해서 만날 수 있습니다."라고 정중히 경고를 드리고, 아픈 곳에는 아이스팩을 할 것을 부탁드렸습니다.

폼롤러, 마사지볼을 이용해 불편한 부분을 자주 풀어준다고도 합니다. 아픈 곳에 대한 불필요한 자극은 일시적으로 덜 불편한 듯한 느낌을 주기도 하지만 근막에 있는 통증유발점을 활성화시켜 증상을 악화시킬 수 있기에 하지 말 것을 부탁드렸습니다.

잠을 오래 자는데 꿈을 많이 꾼다고 합니다. 꿈을 자주 꾼다는 것은 생각이 많다는 것으로 자면서도 활동한다는 것을 의미합니다. 이런 경우는 아무리 잠을 많이 자도 늘 피곤하다고 하는 경우가 대부분입니다. 이런 부분은 근막통증증후군이 좋아지면서 통증이 조절되고 전체적인 대사가 좋아지면서 심열이 가라앉으면 차차 좋아질 거라고 말씀드렸습니다.

스쿼시를 하면서 스트레스를 푼다고 합니다. 원래는 골프를 좋아했는데 하고 나면 여기저기가 아파서 고민하던 중에 우연히 스쿼시를 접하게 되었고 본인의 취향과도 맞아서 하고 있다고 합니다. 점심식사를 30분 만에 하고 10분 정도 스쿼시를 한다고 합니다. 아침에 일찍 가면 30분 정도 스쿼시를 할 때도 있다고 합니다. 적당한 운동은 좋지만 하는 동안이나 하고 나서 불편함이 생긴다면 치료하는 동안은 자제하는 게 좋다고 알려 드렸습니다.

"제가 한약만 먹으면 설사를 합니다. 다른 한의원에 다닐 때도 분명히 말하고 한약을 지었지만 그래도 설사를 하더라고요. 그래서 한약을 먹는 게 무섭습니다."

이제는 한약을 먹는 것 자체가 무섭다고 합니다. 이런 경우 환자분의 불안한 마음을 먼저 이해하고 그 두려움이 반복되지 않도록 주치의의 세심한 접근이 필요합니다.

환자분께는 장을 따뜻하게 하고 대장의 습을 조절하는 방식으로 처방하면 이전과 같은 설사는 발생하지 않겠지만 혹시라도 불편함이 생긴다면 언제든 체질에 맞게 조절해 드리겠다고 안내해 드렸습니다.

무조건 한약 복용을 권하기보다는 환자분이 안심할 수 있는 환경을 만드는 것 또한 주치의의 중요한 역할이라고 생각합니다.

2년 전부터 오른 턱 교정을 받고 있다고 합니다. 왼쪽은 잘 씹히지만 오른 턱은 잘 씹히지 않아서 교정을 받는다고 합니다. 그런데 어느 때부턴가 왼 턱과 관자놀이로 해서 근막통증증후군 증상이 느껴진다고 하여 자세히 보니 이곳에도 진행이 되어 있었습니다. 그래서 병행 치료에 들어갔습니다.

근막통증증후군의 경우 목과 어깨에서 많이 발생하고 그곳을 중심으로 해서 통증이 퍼져나가기에 만성화되면 몸 이곳저곳에 불편함을 호소하는 경우가 일반적입니다. 그래서 무엇보다 빠르고 정확한 치료가 필요합니다.

이 환자분은 평일에는 시간을 내기 어려워 주말을 이용해 치료를 했습니다. 증상이 오래되었거나 주말에만 내원이 가능한 환자분의 경우 치료의 흐름을 놓치지 않기 위해 궁금한 점이나 불편한 내용을 꼭 메모해 오라고 권합니다. 이 환자분의 경우도 진료 시 본인의 변화나 궁금했던 부분을 정리해 와 보다 빠르고 정확하게 회복을 도울 수 있었습니다.

견우한의원은 환자분들이 놓치지 않고 꾸준히 치료에 집중할 수 있도록 주말 진료 등 유연한 진료 환경을 만들어 놓고 있습니다.

이 환자분의 경우,

- 목과 양어깨, 날갯죽지, 오른 턱 주변 근육을 풀어주고

• 바른 정렬을 도와주면서

• 아픈 곳에 대한 불필요한 자극을 피하고

• 술을 조심하며

• 장을 따뜻하게 하고 대장의 습을 조절하며

• 기혈 순환을 시켜 근막통증증후군의 재발을 막아주면서

• 원기를 끌어올려 근막을 정상화하는 치료를 했습니다.

"몸이 좋아지면서 꿈을 자주 꾸지 않아서 그런지 아침에 피곤하지 않습니다. 예전에는 하루를 버텨내야 한다는 마음뿐이었는데 지금은 일상이 제자리를 찾았습니다."

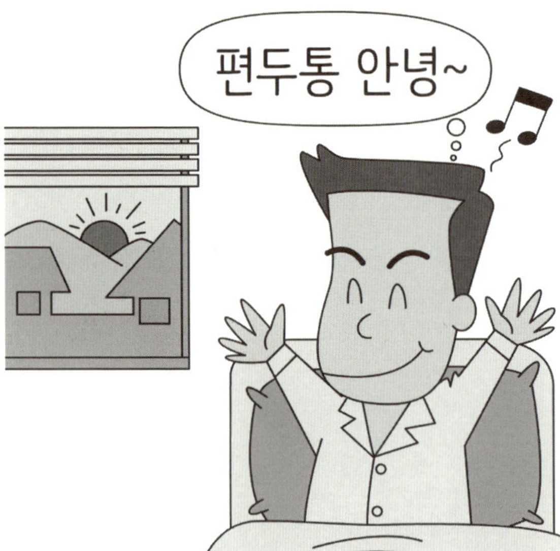

회복된 일상 앞에서 자신 있게 웃는 환자를 보며 견우한의원에서 함께한 시간이 환자분께 얼마나 소중하고 의미가 있었는지 다시금 느낄 수 있었습니다. 처음 내원하셨을 때의 지친 표정이 떠올라 마음이 뭉클해지기도 했습니다. 긴 시간 동안 불편함과 두려움을 견디며 견우한의원을 믿고 함께해 주신 덕분에 저 역시 진심을 다해 진료하고 더 나은 치료를 고민할 수 있었습니다.

"편두통이 심한 날엔 일에 집중하기가 너무 힘듭니다."
"몸이 항상 피곤하고 무겁습니다. 쉬어도 개운한 느낌이 없어요."
"안 좋은 줄 알지만 자꾸 아픈 부위를 만지게 됩니다."

근막통증증후군은 단순한 통증의 문제가 아닙니다. 내 몸이 낯설게 느껴지고 작은 일에도 지치며 어느새 마음까지 주눅 들게 만드는 병입니다.

하지만 그 고된 시간 속에서도 회복을 향한 길은 분명히 있습니다. 흐트러진 몸의 흐름을 바로잡고 스스로 회복할 수 있는 힘을 되찾는 과정에 견우한의원이 끝까지 함께하겠습니다.

CASE 18

# 아침이면 두들겨 맞은 것 같고 종아리도 무겁습니다

"

아침이면 두들겨 맞은 것처럼 아프고 종아리도 무거워 만사가 불편했습니다. 자도 잔 것 같지 않고 온몸이 아프면서 항상 피로감에 시달렸습니다. 자려고 누우면 등판이 화끈거려서 이리 뒤척, 저리 뒤척 하다가 잠들었는데 어느 때부턴가 이런 불편함이 조금씩 사라지는 걸 느껴 신기했습니다.

"

혹시 아침에 눈을 떴을 때 온몸이 두들겨 맞은 듯 묵직하고 종아리는 돌덩이처럼 무거워 하루가 시작되기도 전에 지쳐본 적이 있으신가요? 잠을 자도 잔 것 같지 않고 뒤척거리다 겨우 잠들었던 날들 말입니다.
서울 용산구 남영역 인근에 거주하는 30대 후반 남성 직장인 역시 그런 날들을 무려 20년 넘게 견뎌왔다고 합니다. 아침부터 시작되는 결림과 화끈거림은 출근길 발걸음을 무겁게 만들었고, 하루의 끝까지 피로와 통증은 계속됐다고 합니다.

환자분은 더 늦기 전에 근막통증증후군의 사슬을 끊어야 한다는 절박함으로 한의학에서 할 수 있는 모든 치료를 받아보겠다는 굳은 마음을 가지고 내원했습니다. 그 시작은 '다시 건강하게 살아가고 싶다.'는 간절한 바람이었습니다.

그 환자분은 지금 20년 넘게 붙잡고 있던 근막통증증후군의 사슬에서 완전히 벗어나 전과는 비교할 수 없는 가벼운 몸과 편안한 일상을 되찾았습니다. 매일 아침을 짓누르던 통증과 피로 대신 활력 있는 하루가 찾아온다며 기쁘다고 말합니다. 어떻게 오랫동안 몸과 마음을 괴롭혀 온 질환을 해결할 수 있었는지, 그리고 그 변화가 어떤 과정을 통해 만들어졌는지 이 글에서 함께 나누려 합니다.

## 증상 개선에 도움이 됐던 **치료 방법들**

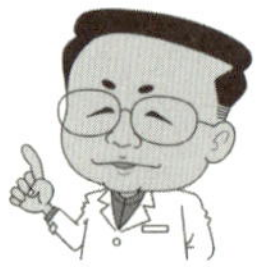

"20년 전부터 목, 양어깨, 양 날갯죽지, 양 날개뼈가 쑤시고 불편해 어떡해야 할지 모르겠습니다. 병원에서 근막통증증후군 판정을 받았습니다. 운동을 좋아하는데 하고 나면 더 아픕니다. 파스를 달고 삽니다. 아침이면 두들겨 맞은 것 같고 자도 잔 것 같지 않습니다. 자려고 누우면 등이 화끈거려서 잠까지 설치고 있습니다. 요즘에는 양 종아리도 불편한데 부어 있으면서 무겁고 저림이 있으면서 근육통 비슷한 불편함이 있습니다."

20년이라는 긴 시간 동안 몸 곳곳에서 이어지는 통증을 견뎌왔다는 말을 들으니, 그 세월이 환자분께 얼마나 버겁고 힘든 시간이었을지 생각만 해도 마음이 무거워졌습니다.

고등학교 시절부터 내려다보는 자세가 습관처럼 되면서 목과 어깨가 항상 뻐근하고 결렸다고 합니다. 처음엔 단순한 피로나 자세 탓이라 생각하며 넘겼지만 그렇게 쌓인 불편함이 지금까지 이어졌다고 합니다.

최근에는 종아리까지 무겁고 저린 증상이 더해져 하루하루가 더 힘들다고 합니다. 인터넷에서 근막통증증후군에 도침이 효과적이라는 정보를 발견하고, 견우한의원이 도침 치료를 잘한다는 이야기를 접해 내원하게 되었다고 합니다.

환자분의 말 한마디 한마디와 표정에서 이제는 고통에서 제발 벗어나고 싶다는 절실함이 느껴졌습니다. 초진이었지만 병이 오래된 만큼 궁금한 점도 많았기에 충분한 시간을 들여 하나하나 설명해 드렸던 기억이 납니다.

오랫동안 몸이 지쳐 있던 만큼 마음까지도 많이 소모되어 있었기에 그런 부분까지 세심하게 살펴 드리고 싶었습니다. 마음이 편안해야 비로소 회복의 길도 순탄하게 이어진다고 생각합니다.

상담하는 동안 스마트폰에 주의 사항을 일일이 적던 환자분이었습니다. 견우한의원 유튜브에 들어가서 근막통증증후군 주의 사항을 보면 자세히 나와 있고 오실 때마다 주의 사항을 전달하니 적지 않아도 된다고 말씀드렸습니다. 그래도 궁금한 내용이 있으면 언제든 물어보라고 말했습니다.

환자분은 내원할 때마다 문의사항을 적어 왔습니다. 그만큼 통증의 정도가 남다른 분이었습니다. **근막통증증후군의 경우 다른 질환과는 달리 질환의 본질과 속성에 대해 잘 알면 알수록 어떻게 다루어야 하는지 알 수 있기에 치료 속도와 예후가 좋아집니다. 그래서 관련 질환으로 내원하는 경우 의문이 풀릴 때까지 충분히 상담을 진행하고 있습니다.**

"왜 이렇게 근막통증증후군이 심해진 걸까요?"

인터넷에 검색해 보니 근막통증증후군의 원인이 너무 다양하게 나와 있어 본인의 원인이 무엇인지 찾지 못했다고 합니다. 이는 근막통증증후군의 원인이 사람마다 다르고 생활 습관, 자세, 외상, 불상의 원인 등 여러 요소가 복합적으로 작용하기 때문입니다.

환자분의 경우 출근해서 퇴근할 때까지 하루 종일 컴퓨터를 다룬다고 합니다. 이미 잘못된 일상이 지속되어 근막통증증후군의 원인이 된 것으로 보였습니다. 그래서 컴퓨터 사용 시 화면의 가운데를 눈높이로 해서 사용할 것을 지도했고 자투리 시간을 활용하여 빨리 걷기나 가벼운 조깅을 하면 좋다고 알려 드렸습니다.

병원 치료를 받으면 좋아지는데 2~3일이 지나면 다시 악화되었다고 합니다. 그런데 신기하게도 견우한의원 치료를 받고 나서는 2~3주 정도 지나면서 통증의 변화가 확연히 느껴져 완치에 대한 확신이 섰다고 합니다.

"병원 치료를 받으면 잠깐 좋아졌다가 다시 제자리로 돌아가서 답답했는데, 한방 치료는 정말 신기합니다. 한 번도 악화된 적이 없어요."

그래서 회복할 때까지 치료를 열심히 나올 수 있었다고 합니다.

스마트폰을 항상 끼고 산다고 합니다. 특히 엎드리거나 누워서, 돌아누워서, 화장실에서 항상 스마트폰을 한다고 합니다. 내려 보게 되면 목과 어깨, 허리에 부담을 주기에 사용 시간을 줄이면 좋고, 가급적 화면의 가운데를 내 눈높이로 해서 볼 것을 부탁드렸습니다.

아울러 스마트폰을 볼 수밖에 없다면 작은 화면보다는 큰 화면을 사용할 것을 부탁드렸습니다. 예를 들어 집에서 유튜브를 본다면 작은 스마트폰보다는 대형 TV 화면을 사용해 보는 게 좋다고 알려 드렸습니다. 정면으로 볼 수 있고, 조그마한 화면을 집중해 보는 데서 오는 목과 어깨의 긴장도를 상대적으로 완화하며, 경추의 정상 각도 유지에도 도움을 줄 수 있기 때문입니다.

안마의자에 붙어 산다고도 했습니다. 당장은 시원할지 모르지만 아픈 곳에 대한 불필요한 자극은 증상을 악화시킬 수 있어 하지 말 것을 부탁드렸습니다. 불편하거나 힘든 곳에는 아이스팩을 할 것을 지도했습니다.

집에 가면 5, 6살 된 남자아이가 있다고 합니다. 아이들과 놀아주거나 목말을 태우고 나면 증상이 더 심해진다고 합니다.

"환자분, 자녀분을 사랑하는 마음은 충분히 이해합니다. 하지만 내려 보는 자세와 더불어 근막에 상당한 압박이 가해지기 때문에 치료하는 동안은 조금 자제하셔야 합니다."라고 말씀드렸습니다.

주의 사항을 지도할 때에는 무조건 안 된다고 단호하게 말하기보다 환자분의 이야기를 충분히 듣고 그 마음에 공감하는 것이 먼저라고 생각합니다. 진정성 있는 대화를 통해 주의 사항의 필요성을 환자분 스스로 느끼고 받아들일 때 치료 효과도 높아집니다. 그래서 '왜 이 시기에 이 부분을 조심해야 하는지'를 이해시키는 데 중점을 두고 있습니다.

잠과 피로감의 경우 근막통증증후군이 좋아지면 숙면을 하게 되고, 아침에 느끼는 피로감도 확연히 좋아질 거라고 말씀드렸습니다.

견우한의원에 오기 전에 몇 번이나 전화를 건 후 내원한 환자분이었습니다. 침을 잘 맞지만 엎드려서 오래 있지 못한다고 합니다. 자침 후 돌리고 바로 빼는 염전 치료를 하기에 치료 시간이 짧아서 왔다고 합니다.

첫날 치료 후 재진 방문 시 "침을 꽂아두지 않고 돌린 다음 바로 빼는데 왜 이렇게 효과가 좋은 거죠?"라고 물었습니다.

**견우한의원에서 하는 염전 치료는 유침을 하지 않고 바로 빼기에 살이 침을 물어서 생기는 2차적 손상이 적고, 뼈에 돌리고 빼기에 뼈 주변에 있는 신경자극 효과가 있으며, 뼈 자극을 통해 미세외상(microtrauma)을 만들고 이로 인해 이곳을 치료하라는 사인을 뇌에 주어 빠른 회복을 유도하기에 효과가 좋다고 말씀드렸습니다.**

"침은 그냥 맞고 끝나는 것으로 알았는데 원장님이 이렇게 자세하게 설명해 주시니 믿음이 가네요. 견우한의원에 있는 시간이 하나도 아깝지 않습니다."

염전 치료란, 침을 꽂아두지 않고
돌린 다음 바로 빼는 침 치료법

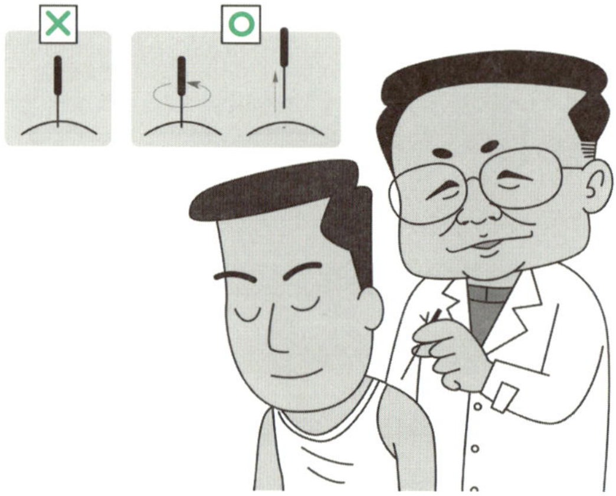

이 환자분의 경우,

- 목, 양어깨, 양 날갯죽지, 양 날개뼈, 양 종아리 주변 근육을 풀어주고
- 바른 정렬을 도와주면서
- 아픈 곳에 대한 불필요한 자극을 피하고
- 스마트폰 사용을 자제하면서 주의 사항을 잘 지키고
- 기혈 순환을 시켜 근막통증증후군의 재발을 막아주고
- 원기를 끌어올려 근막을 정상화하는 치료를 했습니다.

"아침이면 늘 무겁던 몸이 이젠 가볍게 느껴집니다. 하루를 통증 없이 보낼 수 있다는 게 이렇게 큰 행복인지 몰랐습니다. 감사합니다."

몸이 회복되는 순간 삶이 얼마나 달라질 수 있는지 다시 한 번 깊이 느낄 수 있었습니다. 오랜 시간 이어진 통증 속에서도 포기하지 않고 꾸준히 치료에 임해 주신 모습이 인상 깊었고, 그 의지가 좋은 결과를 만드는 데 얼마나 중요한지 보여주는 사례였습니다.
치료가 단순히 증상을 없애는 것에서 끝나는 것이 아니라 삶의 활력을 되찾게 해주는 과정임을 새삼 깨닫게 됩니다.

"근막통증증후군이라고 하는데 원인을 정확히 모르겠다고 해요."
"아픈 건 아닌데 신경이 쓰이는 불편함 때문에 하루 종일 예민합니다."
"치료를 시작해도 회복에 대한 확신이 들지 않아요. 너무 늦은 건 아닐까요?"

혹시 지금도 이런 고민으로 하루를 버티고 계신가요? 그 시간을 줄이는 것이 회복의 첫걸음입니다. 근막통증증후군은 원인과 양상이 사람마다 다르기에 혼자서 답을 찾으려 하기보다는 정확한 진단과 적합한 치료를 통해 해결책을 찾는 것이 중요합니다.

견우한의원은 단순히 통증을 줄이는 것을 목표로 하지 않습니다. 환자분이 자신의 몸을 다시 믿고, 편안하게 일상을 살아갈 수 있도록 끝까지 동행합니다. 이 사례가 오랜 통증으로 지친 분들에게 새로운 희망의 불씨가 되었으면 합니다.

CASE 19

# 뒤통수가 꽉 조이고 뭉친 것처럼 불편합니다

"

목과 어깨, 양 능형근이 항상 뻐근하고 결리고 쑤셔서 고민이 많았는데 이렇게 해결해 주시니 너무 감사합니다. 열심히 공부해서 이번 회계사 시험에는 반드시 합격하겠습니다.

"

회계사 시험을 3년째 준비 중인 서울 강서구 마곡동에 거주하는 20대 후반 여성 환자분은 수년간 목과 어깨, 양 능형근의 뻐근함과 결림, 쑤심으로 고생하고 있다고 합니다. 아침마다 두들겨 맞은 듯 온몸이 아팠고, 특히 왼쪽 편두통은 공부에 집중하기조차 어렵게 만들었다고 합니다.

마취통증의학과에서 두 차례의 보톡스 치료를 받았지만 효과는 한두 달에 불과했고 증상은 점점 악화되었다고 합니다.

그럼에도 불구하고 환자분은 치료와 생활 교정을 차근차근 이어나가며 근막통증증후군을 극복하고 회계사 시험에도 합격하는 기쁨을 누렸습니다. 합격 후 일부러 견우한의원에 들러 감사 인사를 전할 만큼 치료 과정에서의 변화는 환자분의 삶에 큰 힘이 되었습니다.

이 글을 빌려 다시 한 번 회계사 합격을 진심으로 축하드리며, 앞으로도 흔들림 없이 자신의 꿈을 향해 나아가길 진심으로 기원합니다.

오랜 시간 고통과 싸우며 근막통증증후군을 이겨내고 새로운 내일을 만들어낸 특별한 이야기를 소개합니다.

"5~6년 전부터 목과 어깨, 양 능형근이 뻐근하고 결리고 쑤십니다. 아침마다 두들겨 맞은 것처럼 온몸이 아프고 편두통까지 있어서 MRI를 찍었는데 아무런 이상이 없었고 근막통증증후군 때문에 그런 것 같다고 했습니다. 운동을 열심히 하고 푹 쉬면 좋아질 거라고 했지만 점점 심해져 결국 마취통증의학과에 가서 보톡스 치료를 2번이나 했습니다. 주사를 맞고 나면 한두 달은 괜찮습니다. 증상이 심해질 때면 메스꺼움도 심해집니다. 근막통증증후군이라고는 하는데 원인을 모르겠고 병원에서는 더 이상 해줄 수 있는 게 없다고 했습니다."

끝없이 이어지는 통증 속에서 환자분이 얼마나 지쳤을지 표정만으로도 충분히 느낄 수 있었습니다. MRI 검사 결과 이상이 없다는 말을 들었지만 그렇다고 해서 증상이 사라지는 것은 아니었습니다. 오히려 이유를 알 수 없는 불편함이 계속되니 마음속 불안은 더 커질 수밖에 없었을 겁니다.

저는 환자분을 단순히 '통증을 호소하는 수험생'으로 보지 않았습니다. 오랜 고통 속에서도 자신의 목표를 놓치지 않고 하루하루를 버텨온 분이라는 점을 기억하며 치료 방향을 세웠습니다. 목과 어깨의 근막을 풀어내고 생활 속 작은 습관까지 바로잡는 것이 결국 환자분이 다시 공부에 집중할 수 있는 힘을 되찾는 길이라 말씀드리며 치료를 시작했습니다.

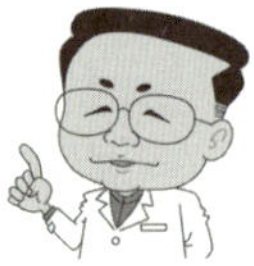

## 증상 개선에 도움이 됐던 **치료 방법들**

뒤통수가 꽉 조이고 뭉친 것처럼 불편하다고 합니다. 자꾸 신경이 가니 공부마저 집중이 안 된다고 합니다. 목과 어깨 근육이 뭉치면서 머리로 올라가는 신경이나 혈관이 눌리면서 발생하는 현상으로 근막통증증후군을 비롯한 관련 증상이 좋아지면 차차 사라질 거라고 말씀드렸습니다.

엎드리거나 누워서, 돌아누워서 스마트폰이나 책을 자주 본다고 합니다. 목과 어깨 쪽에 근막통증증후군이 있는 상태에서 이런 자세가 반복되면 목과 어깨에 과부하가 걸리면서 증상이 나빠질 수 있습니다. 가급적 눈높이에서 사용할 것을 부탁드렸습니다.

"운동을 하면 나아질 줄 알았는데 더 악화되는 느낌이 들었습니다. 특히 어깨를 사용하는 운동을 하고 나면 목과 어깨가 더 뭉칩니다. 운동을 중단해야 할까요?"

평소 운동을 즐겨왔던 환자분은 근막통증증후군 회복에도 도움이 되리라 생각하고 더 적극적으로 몸을 움직였지만 오히려 증상이 심해졌다고 합니다. 어깨를 쓰는 운동 자체가 문제라기보다는 운동을 하면서 아픈 부위를 풀거나 확인하는 과정에서 해당 근막이 자극을 받아 증상이 악화되는 경우가 많기 때문입니다.

그래서 환자분에게는 수험생에게 적합한 운동으로 빨리 걷기나 가벼운 조깅을 권했습니다. 한 번에 한두 시간을 몰아서 하는 것보다 10~20분 단위로 쪼개서 자주 하는 방식이 오히려 회복에 도움이 된다는 점을 강조해 드렸습니다. 실제로 환자분은 이 방법을 꾸준히 실천하면서 전에는 조금만 움직여도 뭉치던 근육이 훨씬 편안해지는 것을 경험했고, 이렇게 효과적일 줄은 몰랐다며 신기해 했습니다.

아침에 일어나면 가벼운 맨손체조를 한다고 합니다. 맨손체조 자체가 문제가 되는 것은 아니지만 체조를 빌미로 아픈 곳 여기저기를 확인하거나 푸는 동작은 통증유발점을 활성화시키면서 증상에 나쁜 영향을 줄 수 있기에 조심할 것을 부탁드렸습니다.

한약을 처방하겠다고 하니 소화는 잘 되는지, 살이 찌는 건 아닌지, 체질이 바뀌는 건지 등 수많은 질문을 쏟아내던 환자분이었습니다. 환자분이 궁금해하는 모든 부분에 차근차근 설명을 드렸고, 몸이 실제로 변화하는 것을 직접 경험할 수 있게 도와드렸습니다.

증상이 점점 완화되고 예전보다 훨씬 편안해지는 것을 느끼자 환자분의 표정도 점점 밝아졌습니다. 처음에는 한약을 먹는 것 자체가 걱정이었지만 시간이 지나고 신뢰가 많이 쌓이면서 나중에는 "수험생에게 좋은 보약도 추천해 주세요."라는 말까지 할 정도로 발전했습니다.
환자분 스스로 몸의 변화를 느끼고 한의사를 신뢰하게 되는 순간 그동안의 불안과 의심이 희망으로 바뀌는 것을 느낄 수 있었습니다.

커피는 마시지 않지만 탄산음료를 좋아한다고 합니다. 특히 콜라를 자주 마신다고 합니다. 콜라에는 카페인이 들어 있어 수면에 장애를 줄 수 있기에 양과 횟수를 줄여야 한다고 말씀드렸습니다.

치료가 3회 정도 진행된 후 "치료 후기를 보면 근막통증증후군이 한두 번 만에 싹 좋아지는 것 같던데 저는 왜 그렇지 않는 걸까요? 혹시 잘못되는 건 아닌가요?"라고 묻기도 했습니다.

"물론 처음부터 드라마틱한 효과를 보이는 분들도 있지만 증상이 오래되었거나 심한 경우는 2~3개월 전후로 해서 불편함이 반 이하로 떨어지는 편입니다. 물론 환자에 따라서는 2~3주 전후로 해서 훨씬 좋아지기도 합니다. 환자분께서 주의 사항을 잘 따라주고 치료를 잘 받으면 좋은 결과를 얻을 겁니다."라고 말씀드렸습니다.

"그때까지 좋아지지 않으면 한의원 앞에서 콱 죽어버릴 겁니다."라고 엄포 아닌 엄포를 놓던 환자분이었습니다. 치료가 진행되면서 어둡고 힘들었던 모습은 어느새 차차 밝은 얼굴로 바뀌어갔습니다. 환자분의 주의 사항 준수와 적극적인 치료 의지 덕분에 좋은 결과를 만들 수 있었습니다.

이 환자분의 경우,

- 카페인 함유 음료를 조심하면서
- 아픈 곳에 대한 불필요한 자극을 조심하고
- 목과 어깨, 양 능형근 주변 근육을 풀어주며 바른 정렬을 도

와주고

- 비위 기능을 끌어올려 소화 기능을 정상화하며
- 주의 사항을 잘 지키고
- 기혈 순환을 시켜 근막통증증후군의 재발을 막아주면서
- 원기를 끌어올려 근막을 정상화하는 치료를 했습니다.

"원장님 덕분에 이제는 하루하루를 버틸 힘이 생겼습니다. 예전 같으면 통증 때문에 공부는커녕 일상생활도 힘이 들었는데 지금은 몸이 훨씬 가벼워지고 마음까지 한결 편해졌습니다."

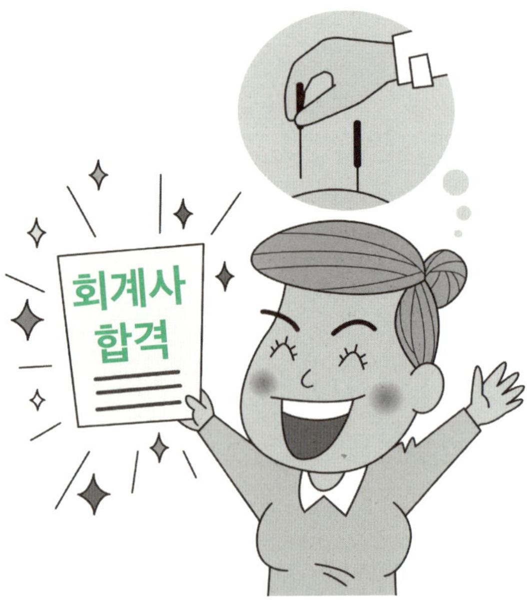

치료 종료 후 환자분의 밝아진 모습을 보며 다시 한 번 느낄 수 있었던 것은 치료라는 과정은 단순히 시술이나 약으로만 완성되는 것이 아니라는 점입니다. 몸의 회복은 의사의 처방과 환자의 노력이 만나야 가능하고, 그 사이를 이어주는 것은 결국 끊임없는 소통과 신뢰였습니다. 작은 생활 습관 하나까지도 함께 이야기하고 조율하는 과정 속에서 환자분은 자신의 몸을 이해하게 되었고, 저 역시 환자분의 마음을 더 깊이 들여다볼 수 있었습니다.

**치료의 핵심은 환자를 단순한 '증상'으로 보지 않고, 그 사람의 삶과 목표를 함께 바라보는 것에 있다고 생각합니다. 그래서 주의 사항을 지키는 일도 단순한 당부가 아닌, 환자의 일상을 지켜내기 위한 소중한 약속이라고 생각합니다.**

"원인 모를 불편함 때문에 책상 앞에 오래 앉아 있을 수가 없습니다."
"생활 습관을 고쳐야 한다는 건 알지만 어떻게 해야 할지 막막합니다."
"조금 나아졌다가도 다시 아프면 또 원점으로 돌아가는 건 아닌가 두렵습니다."

근막통증증후군은 단순한 불편함을 넘어 환자분의 일상과 목표를 흔드는 큰 짐이 되기도 합니다. 견우한의원은 치료 과정에서 언제나 환자 한 분 한 분의 이야기를 듣고 그 속에 담긴 불안과 두려움까지 살피고 있습니다. 몸의 회복은 결국 마음이 안심할 때 비로소 완성된다고 생각합니다.

견우한의원은 앞으로도 근막통증증후군으로 힘들어하는 모든 환자분이 다시 편안한 몸과 마음을 되찾을 수 있도록 함께하고 싶습니다. 이 환자분의 사례가 긴 통증 속에서 지쳐 있는 많은 분들에게 작은 용기와 위로가 되기를 바라며, 다시금 일상으로 걸어 나갈 수 있는 힘이 되었으면 좋겠습니다.

CASE 20

# 항상 뒷목, 머리, 관자놀이가 아픕니다

"

항상 뒷목, 머리, 관자놀이가 아파서 일에 집중이 안 되고 머리가 띵했는데 고치고 나니 머리도 맑아지고 아침의 개운함도 남다릅니다. 한방 치료 정말 좋네요.

"

목뒤로 조이는 듯한 통증과 어깨, 머리, 관자놀이까지 이어지는 묵직한 고통. 두통약으로 버텨보려 해도, 병원 치료를 받아도 나아지는 듯하다가 다시 심해지기를 반복하는 하루. 환자분의 얼굴엔 오랜 시간 불편함을 참고 살아온 흔적이 깊이 묻어 있었습니다.

서울 중구 신당동에 사는 50대 후반 남자 사업가인 환자분은 줄기세포, 콜라겐, 주사 치료까지 받아보았지만 결국 제자리로 돌아왔다고 합니다.

"돈은 얼마든지 들어도 좋으니, 제발 고쳐만 주세요."

진료실 한쪽에서 들려왔던 그 절박한 한마디가 아직도 잊히질 않습니다. 눈앞에 보이는 숫자와 결과에 누구보다 민감한 삶을 살아오신 분이 몸이 아픈 순간만큼은 모든 걸 내려놓고 오직 회복만을 바라셨습니다. 환자분의 간절함에서 성공 뒤에 가려졌던 깊은 고통이 얼마나 오래되고 지독한지를 실감할 수 있었습니다.

이 환자분이 언제 끝날지 모를 통증의 터널을 지나 건강한 일상을 되찾기까지의 과정을 소개합니다. 이 환자분의 사례가 오랜 고통 속에서 스스로를 잃어가고 있는 누군가에게 조용히 손을 내밀어 주는 위로와 희망이 되기를 바랍니다.

"2년 전부터 투자 문제로 골머리를 앓고 모니터에 빠져 살면서 목과 양어깨, 등이 자주 뭉치고 뒷목과 머리, 관자놀이가 자주 아팠습니다. 걱정이 돼서 MRI까지 찍었는데 별다른 이상은 없고 근막통증증후군이 의심된다고 했습니다. 도수, 주사 치료를 받으면 일시적으로 효과가 있었습니다. 대학병원에서는 물리 치료, 주사 치료 외에 별다른 치료법이 없다고 했습니다. 개인병원에도 가서 줄기세포, 콜라겐 치료까지 받아봤지만 잠시 좋아졌다가 다시 나빠졌습니다. 안 받아본 치료가 없는 것 같은데 왜 낫지를 않는 걸까요? 정말 답답합니다."

환자분의 말 속에선 나아지지 않는 현실에 대한 깊은 좌절감이 느껴졌습니다. 여러 병원을 전전하며 다양한 치료를 받았지만 다시금 반복되는 증상에 얼마나 실망이 크셨을까요? 환자분은 몸뿐만 아니라 마음까지 이미 충분히 지쳐 있는 상태였습니다.

환자분의 눈빛에는 마치 이 길의 끝에서 마지막 기대를 걸고 견우한의원을 찾아온 듯한 간절함이 어려 있었습니다.

진심을 다해 이야기를 듣다 보면 어떤 말보다 그저 아픈 시간을 함께 이해해 주는 것이 먼저라는 걸 절실히 느낍니다. 환자분의 일상이 얼마나 무겁고 고단했을지 생각하며 같은 마음으로 진료실에 마주 앉았습니다.

"환자분, 포기하지 않고 다시 치료를 선택하신 건 정말 잘하신 일입니다. 이제 다른 걱정은 내려놓으시고 치료에만 집중해 주세요. 최선을 다해 근막통증증후군을 해결해 드리겠습니다."

이제는 혼자 버티지 않아도 된다는 마음을 전하며 조심스럽게 치료를 시작했습니다.

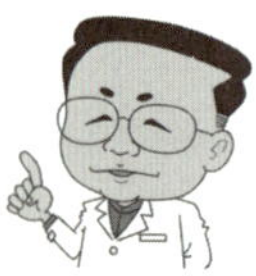

## 증상 개선에 도움이 됐던 **치료 방법들**

환자분은 목과 어깨가 뻐근하면서 결리고 뻣뻣하면서 굳어있는 느낌이라고 합니다. 어떤 자세를 해도 불편함이 있으며, 잠잘 때 빼고는 다 아프다고 합니다. 그만큼 통증의 정도가 심하고 상태가 진행돼 있었습니다. 누구보다 빠르고 정확한 치료가 필요해 보였습니다.

등에서 허리까지 전체적으로 다 화끈거린다고 합니다.

해당 부위가 화끈거린다 혹은 서늘하다는 표현은 근막통증증후군이 발전하면서 종종 호소하는 증상 중 하나로 치료가 되면서 서서히 풀릴 거라고 말씀드렸습니다.

"근육이 너무 없고 운동을 하지 않은 게 원인인가 싶어 필라테스를 시작했습니다. 이상하게 하면 할수록 불편함이 더 심해져 지금은 중단한 상태입니다. 운동에 문제가 있는 걸까요?"

대개 이런 경우는 운동 자체에 문제가 있다기보다는 아픈 곳을 풀려고 과도한 동작을 하거나 자극하거나 확인하면서 심해지는 경우가 일반적입니다. 그래서 근막통증증후군 환자의 경우 관련 부위를 푸는 운동을 직접적으로 하기보다는 빨리 걷기나 가벼운 조깅을 하는 게 좋습니다. 그러나 이런 운동을 하면서도 불편하다면 주치의와 상담을 통해 조절하는 게 좋습니다.

괄사를 자주 한다고 합니다. 아픈 곳에 대한 불필요한 자극은 증상을 악화시킬 수 있어 하지 말 것을 부탁드렸습니다. 오히려 불편한 부위에는 아이스팩을 할 것을 부탁드렸습니다.

스마트폰을 자주 봐서 그런지 목도 자주 결려서 목 돌리기를 자주 한다고 합니다. 스마트폰을 내려 보지 말고 가급적 화면의 가운데를 눈높이로 해서 보는 것이 좋으며, 목을 돌리기보다는 뒤로 젖히는 맥켄지 스트레칭을 하는 것이 좋다고 알려 드렸습니다.

증상이 오래되거나 심한 경우에는 첫날에 상담을 종료하기보다는 다음 내원 시 궁금한 사항을 적어서 오라고 부탁드립니다. **근막통증증후군은 주의 사항과 질환에 대한 이해도가 깊을수록 치료에 대한 공감도 커져 환자의 치료 만족도가 높아지기 때문입니다.**

술과 커피를 자주 마신다고 합니다. 술과 커피는 근막통증증후군을 악화시키는 인자 중 하나로 양과 횟수를 줄여야 한다고 일러 드렸습니다. 특히 술의 경우 이전에도 조금씩 마시기는 했지만 최근 스트레스를 받으면서 잠이 오지 않아 더 마시게 되었다고 합니다. 그래도 술을 마시면 조금 잔다고 합니다.

술을 마시면 잠이 잘 오는 것처럼 느낄 수 있지만 체내 대사가 진행되면서 각성 효과가 생겨 새벽에 깨기 쉬워 수면 구조가 망가지기 쉽습니다. 수면에 도움을 받고자 마신 술이 오히려 깊은 수면을 방해하고, 수면 시간이 많아도 피로가 제대로 풀리지 않을 수 있기에 조절하는 게 좋다고 지도했습니다.

"술을 마시고 자면 깊게 잤다고 생각했는데, 계속 피곤한 이유가 술에 있었네요. 원장님 말씀대로 잠을 잘 수 있는 다른 방법을 찾아보겠습니다."

이처럼 주의 사항을 하나하나 짚어가는 시간이 단지 근막통증증후군의 증상을 설명하는 차원을 넘어 환자분의 치료에 있어 중요한 전환점이 되었습니다.

내 몸을 어떻게 다뤄야 하는지, 그간 놓치고 있던 생활 습관 속 함정을 어떻게 조심해야 하는지, 하루하루를 조금 더 편안하게 살아갈 수 있는 방법을 스스로 이해해 나가는 시간이었기에 단순한 티칭이 아닌, 함께 해보자는 제안처럼 전달할 수 있었습니다.

이런 과정을 통해 막연한 불안과 의문이 줄어들고, '이제는 정말 나아질 수 있을 것 같다.'라는 믿음이 조금씩 자리 잡기 시작하면서 치료에 대한 신뢰 역시 자연스럽게 더 깊어졌습니다.
몸과 마음을 모두 다독이는 진료란 결국 이런 순간의 누적일지도 모릅니다.

수면에 대한 다른 문제가 있지는 않을까 파악을 이어나갔습니다.

잘 때 베개를 베지 않는다고 합니다. 어느 순간부터 베개를 베면 잠이 더 안 온다고 합니다. 베개를 베지 않으면 일자목으로 발전할 수 있어 베는 게 좋지만 지금 당장 수면 패턴을 바꾸면 문제가 생길 수 있어 일단은 지금처럼 자다가 증상이 좋아지면 베개를 베는 게 좋다고 알려 드렸습니다.

자신도 모르게 자다 보면 엎드려 잔다고 합니다. 가장 좋은 수면 자세는 천장을 보고 팔을 45도로 벌리고 자는 자세입니다. 그렇지만 수면 자세를 바꾸게 되면 수면 패턴에 영향을 줄 수 있어 이 또한 일단 그대로 수면 자세를 유지하다가 증상이 좋아지면 천장을 보고 자는 자세로 바꿀 것을 부탁드렸습니다.

허리에 디스크도 있다고 하여 병행 치료에 들어갔습니다.

"여기가 불편합니다, 저기가 불편합니다."를 말할 때 항상 아픈 부위를 만지거나 확인하는 방식으로 불편함을 호소하던 환자분이었습니다. 증상이 좋아졌는지 여부를 확인하거나 혹은 불편한 부위를 풀기 위해서 무언가를 확인하는 건 아닌가 하는 의심을 갖게 만들었습니다. 그래서 그런지 여느 근막통증증후군 환자의 예후처럼 치료가 착착 진행이 되지 않았습니다.

"환자분 주의 사항을 잘 지키지 않으면 저를 아주 오래 보실 수도 있습니다. 알려 드린 주의 사항을 잘 기억하고 실천해 주세요. 어려운 부분이 있다면 언제든지 말씀해 주셔도 됩니다."

처음에는 하던 걸 못 하니 많이 답답하고 힘들지 모르지만 환자분의 패턴을 그대로 유지하다 보면 치료 과정이 다소 길어질 수도 있습니다. 그러자 "무슨 말인지 알겠다."고 하면서 조금 더 신경을 쓰겠다고 했습니다.

하루에 20명 전후의 근막통증증후군 환자를 치료하기에

이런 증상이 있으면 어떤 예후를 가지며, 보통 얼마 정도 치료하면 어떤 반응을 보이는지 잘 알고 있습니다. 그런데 그런 경과에서 벗어나는 환자는 하지 말라는 무언가를 하고 있을 가능성이 높습니다. 물론 의심이 가는 행위를 하지 않아도 일종의 명현 반응처럼 별다른 이유 없이 나빠지기도 하지만 그런 경우는 주의 사항을 잘 지키면서 치료에 정상적으로 임하면 오래가지 않아 정상으로 돌아오게 됩니다.

이처럼 증상을 줄이는 치료만큼 중요한 건 잘못된 생활 습관과 반복적인 몸의 반응을 스스로 인식하고 바꾸는 과정입니다. 주의 사항을 설명하고 끝내는 것으로 충분하지 않다는 걸 누구보다 잘 알고 있습니다. 지키지 않는다면 아무리 좋은 치료를 해도 제자리일 수 있기에 진료 중간중간 생활 패턴을 점검하고 변화가 어려운 부분은 함께 조율해 가려 노력합니다.

누구에게나 익숙한 습관을 당장 바꾸는 건 쉽지 않지만 작은 결심이 모여 건강한 일상을 만들어 간다고 믿기에 견우한의원은 단순한 치료 이상의 시간을 쌓아가고자 합니다.

이 환자분의 경우,

- 목과 양어깨, 등, 허리 주변 근육을 풀어주고
- 바른 정렬을 도와주면서
- 아픈 곳에 대한 불필요한 자극을 피하고
- 술과 커피를 조심하며
- 기혈 순환을 시켜 근막통증증후군, 허리디스크의 재발을 막아주면서
- 원기를 끌어올려 근막과 허리디스크를 정상화하는 치료를 했습니다.

"지금까지 많은 병원을 다녀봤지만 견우한의원처럼 만족스러웠던 곳은 없었던 것 같아요. 근막통증증후군뿐만 아니라 허리디스크도 잘 치료해 주셔서 감사합니다."

그동안 수없이 많은 치료를 받아오며 지쳐 있었을 환자분이 진심으로 견우한의원을 믿고 만족했다는 말을 전해주셨을 때 오히려 제가 더 큰 위로를 받는 기분이었습니다. 이제는 근막통증증후군에 휘둘리는 삶이 아닌 자신의 몸을 온전히 이해하며 다스릴 수 있는 방향으로 한 걸음 더 나아가는 환자분의 모습이 참 인상 깊었습니다.

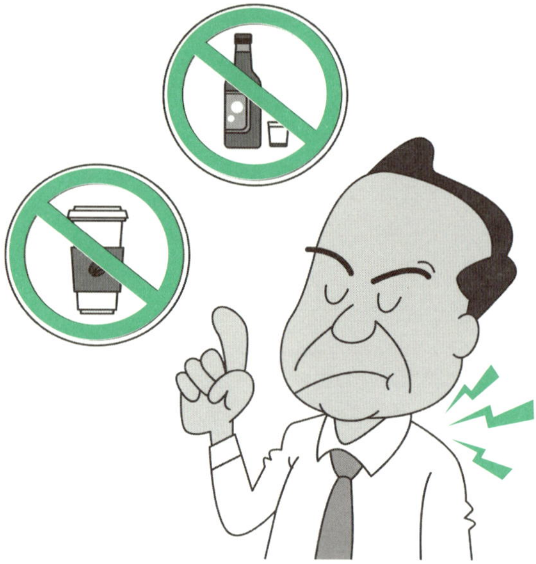

"스트레스를 받으면 더 아픈 것 같은데, 기분 탓일까요?"
"치료를 받으면 잠깐 좋아졌다가 다시 아픕니다. 나을 수는 있는 걸까요?"
"다친 기억도 없고 무리를 한 것도 아닌데 왜 근막통증증후군이 생긴 걸까요?"

누구보다 열심히 살아온 사람일수록 자신의 통증 앞에 작아지고 치료를 망설이게 되는 순간이 찾아옵니다. 견디다 못해 병원에 오지만 이미 많은 걸 포기하고 믿음을 잃은 채로 오는 분도 많습니다.

하지만 진정성 있는 대화를 통해 아직 환자분의 마음 한 편엔 회복이라는 작은 희망이 자리 잡고 있다는 걸 느낄 수 있습니다. 그 희망의 불씨가 꺼지지 않도록 환자분의 삶을 함께 바라보며 그 속에서 가장 현실적이고 지속 가능한 길을 찾고자 항상 노력합니다.

CASE 21

# 통증으로 얼굴 표정까지 어둡게 변했습니다

“

통증도 통증이지만 얼굴 표정마저 바뀌고 삶의 질 자체가 송두리째 바뀌어 모든 게 너무 버거웠는데 치료가 진행되면서 주변에서 얼굴이 많이 밝아졌다고 해서 깜짝 놀랐습니다. 다시 태어난 기분입니다.

”

서울 서대문구 홍은동에 거주하며 회계법인에서 일하는 40대 초반 여성 회계사분의 사례를 소개합니다. 늘 숫자와 마감에 쫓기는 직업 특성상 스트레스가 쌓일 수밖에 없는 환경이었습니다. 그 무게는 어느 순간 몸으로 고스란히 드러났다고 합니다.

처음엔 단순한 피로라고 생각하며 가볍게 넘기려 했지만 불편함은 사라지지 않았고, 일상 전반에 제약이 생기기 시작했다고 합니다.

심지어는 밤마다 뻐근함, 결림으로 숙면조차 취하지 못하는 상황이 이어졌다고 하니 얼마나 고통스러웠을까요? 그렇게 스스로는 방법을 찾지 못해 점점 답답함이 쌓여가던 중 친척분의 소개로 견우한의원의 문을 두드리게 되었다고 합니다.

이 환자분이 다시금 "예전처럼 다시 살아갈 수 있겠다는 생각이 듭니다."라고 말하게 된 회복 과정을 소상히 전해드리려고 합니다.

"항상 목과 어깨가 뻐근하고 결리는 증상이 나타났습니다. 오른쪽으로 편두통이 심했는데 특히 관자놀이가 더 아팠습니다. 지난해에는 스트레스가 심했는데 그래서인지 증상이 더 심해졌습니다. 3개월 전에는 신경외과에서 머리 MRI를 찍었지만 별다른 이상은 없고, 근막통증증후군 때문에 그런 것 같다고 했습니다. 피곤해서 커피를 마시면 증상이 더 심해지는 것 같아 요즘은 전혀 마시지 않습니다. 뻐근함과 결림이 심해서 잠을 설칩니다. 어떻게 좋은 방법이 없을까요?"

환자분의 이야기를 들으면서 몸이 보내는 신호를 얼마나 오래 외면했는지, 그리고 건강했던 일상을 되찾고 싶어 하는 마음이 얼마나 간절한지 느낄 수 있었습니다.

환자분의 목과 어깨 주변은 부항 자국으로 가득했습니다. 너무 뻐근하고 아픈 날이면 어김없이 부항을 하는 게 어느새 익숙한 패턴이 되었다고 합니다. 그 자국 하나하나가 통증을 어떻게든 덜어내고 싶었던 지난날의 기록처럼 느껴졌습니다. 그래서 더 이상 고통에 시달리지 않도록 누구보다 빠르고 정확한 치료가 필요하다고 판단했습니다.

"제대로 된 치료를 받고 싶습니다."라는 환자분의 바람에 진심으로 응답하고 싶었습니다. 몸만이 아니라 마음까지도 지쳐 있던 분이기에 치료의 시작부터 단단한 믿음을 드릴 수 있도록 최선을 다했습니다.

근막통증증후군의 뿌리를 뽑기 위한 본격적인 진료를 시작했습니다.

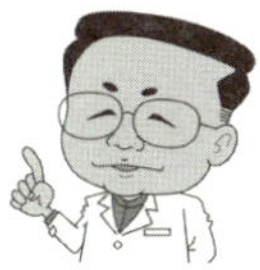

## 증상 개선에 도움이 됐던 **치료 방법들**

지난해에 스트레스를 많이 받으면서 증상이 심해졌다는 말에 주목했습니다. 스트레스는 근막통증증후군을 악화시키는 요인 중 하나로 이에 대한 대항마로 스트레스를 덜 수 있는 나만의 무언가를 만들 수 있다면 좋고, 그럴 수 없다면 스트레스가 발생할 때 벗어날 수 있는 도구를 찾는 것도 좋다고 알려 드렸습니다. 예를 들어 큰 소리로 노래 부르기, 동네 한 바퀴 돌기, 좋아하는 음식 먹기, 좋아하는 음악 듣기 등등 다양한 방법을 알려 드렸습니다.

"전에는 안 그랬는데 요즘 자꾸 인상을 쓰게 됩니다. 직장 동료들도 여러 번 지적할 정도입니다."

환자분 본인도 잘 모르고 있었고 나름 잘 관리한다고 생각했는데 직장 동료들의 지적을 듣고 나서는 계속 신경이 쓰이기 시작했다고 합니다. 근막통증증후군이 좋아지고 통증이 줄어들면 얼굴 표정도 차차 밝아질 것이니 너무 걱정할 필요가 없다고 말씀드렸습니다.

돌아누워서 스마트폰을 자주 한다고 합니다. 목과 어깨의 근막통증증후군을 악화시키는 인자 중 하나가 엎드리거나 누워서, 돌아누워서, 화장실에서 스마트폰을 하는 것입니다. 일단 스마트폰 사용 시간을 줄이면 좋고 가급적 시청은 화면의 가운데를 내 눈높이로 해서 사용하는 게 좋다고 알려 드렸습니다.

"원장님은 정말 사소한 부분도 잘 신경 써주시는 것 같아요. 주의 사항을 잘 지켜서 꼭 회복하고 싶다는 마음이 들 정도예요. 전에 갔던 병원에서는 치료만 잘 받으면 된다고 했는데 견우한의원은 뭔가 다른 게 느껴지네요."

주의 사항을 지도하던 중 들었던 환자분의 말에 마음이 울컥했습니다. 그동안 일상 속에서 얼마나 혼자 애쓰고 있었는지 느껴졌고, 진료실에서 나누는 짧은 대화라도 환자분의 삶에 실질적인 도움이 될 수 있도록 해야겠다는 생각이 더욱 깊어졌습니다.

환자분의 작은 생활 습관이라도 놓치지 않고 잘 살펴야 통증의 실마리를 찾을 수 있습니다. 그래서 치료뿐만 아니라 생활 전반에 걸쳐 세심하게 들여다보려고 합니다. 그런 과정을 함께 공감하고 따라와 주셔서 환자분께 감사하는 마음이 들었습니다.

"편두통이 심할 때 관자놀이가 특히 더 아프다고 했는데 그럴 때는 어떻게 하시나요?"

그럴 땐 관자놀이를 자주 누르는데 눌러주면 통증이 줄어들기 때문에 습관이 되었다고 합니다. 아픈 곳에 대한

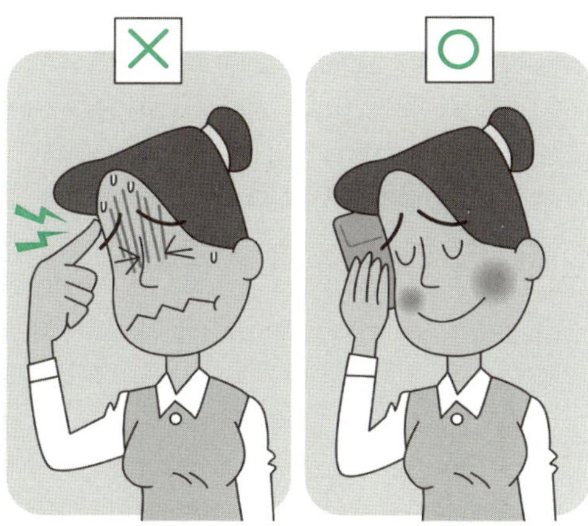

불필요한 자극은 근막통증증후군을 더욱 심하게 할 수 있어 하지 말 것을 부탁드렸습니다. 아픈 곳에는 기본적으로 아이스팩을 하는 게 좋다고 알려 드렸습니다.

베개 마사지기를 사용하고 나서 증상이 더욱 심해졌다고 합니다. 아픈 곳에 대한 불필요한 자극은 근막통증증후군을 악화시킬 수 있기에 자제할 것을 지도했습니다.

스트레칭을 할수록 심해지는 게 느껴졌다고 합니다. 단순한 스트레칭은 문제가 없지만 대개 근막통증증후군이 있게 되면 특정 부위를 풀려고 하거나 확인하는 과정에서 해당 근막을 자극해 증상이 심해지는 경우가 있습니다. 이런 경우는 해당 스트레칭을 멈추고 증상이 좋아지면 그때 가서 상황을 보아가면서 다시 시작하는 게 좋습니다.

자궁근종이 있어 한약은 부담이 된다고 합니다. 자궁근종을 억제하면서 근막통증증후군 치료에 도움이 되는 약재로 처방하겠다고 하니 흔쾌히 수락해 주셨습니다. 덕분에 자궁근종 치료에 도움을 주면서 근막통증증후군에 대한 빠른 치료도 가능할 수 있었습니다.

한의학적 치료는 단순히 증상만을 바라보는 것이 아니라 환자분의 체질과 현재의 건강 상태, 그리고 동반질환까지 모두 고려합니다. 근막통증증후군 치료를 위해 한약을 처방할 때도 마찬가지입니다. 자궁근종이 있다는 점을 놓치지 않고 부담이 되지 않는 선에서 도움을 드릴 수 있는 약재만을 선택해 치료 방향을 조정했습니다.

이처럼 치료 방향은 근막통증증후군이라는 주된 문제뿐만 아니라 환자분의 전반적인 건강 상태를 함께 살피며 치료가 보다 안전하고 효과적으로 이루어질 수 있도록 노력합니다.

환자분이 한약이나 치료 방법에 대해 궁금증이나 걱정하는 부분이 있다면 그 마음을 충분히 이해하고 해결해드린 뒤에야 비로소 다음 단계로 나아가야 한다고 생각합니다. 언제나 충분한 설명과 공감을 바탕으로 환자분의 의견을 소중히 듣고 그에 맞는 치료 방향을 함께 고민하고 있는 이유입니다.

치료가 잘 되고 있었는데 어느 날 환자분이 양 옆구리도 불편하다고 호소했습니다. 자세히 보니 그곳에도 근막통증증후군이 있었습니다. 처음부터 말하지 못한 이유는 아픈 곳이 너무 많아서 창피해서 그랬다고 합니다. 조금 늦기는 했지만 양 옆구리도 치료에 들어갔습니다.

치료가 잘 진행되던 중에 또다시 저녁이면 어깨가 자꾸 화끈거린다고 합니다. 대개는 아픈 곳을 자주 확인하거나 마사지 등의 외부 자극을 하던 분들에게서 자주 보게 되는 현상이지만 일부에서는 명현 반응으로 나타나기도 합니다. 대개 주의 사항을 잘 지키면서 치료를 받으면 일정 기간이 지나면 화끈거리는 열감이 사라지는 편입니다. 아울러 나중에는 열감이 빠지면서 숙면하게 될 거라고 알려 드렸습니다.

이 환자분의 경우,

- 목과 양어깨, 양 옆구리 주변 근육을 풀어주고
- 바른 정렬을 도와주면서
- 아픈 곳에 대한 불필요한 자극을 피하고
- 심화를 다스려 몸 전체의 균형을 조절하며
- 주의 사항을 잘 준수하고
- 기혈 순환을 시켜 근막통증증후군의 재발을 막아주면서
- 원기를 끌어올려 근막을 정상화하는 치료를 진행했습니다.

CASE 22

# 한방 치료를 받으면 나을 수 있을까요?

"

한방 치료를 받는 것이 처음에는 약간의 부담도 있었지만, 원장님이 치료에 대한 소견을 솔직하게 말해 주시고 진정성 있는 치료를 하는 게 보여서 믿고 따를 수 있었습니다. 경련, 저림, 따끔거림이 사라지니 근막통증증후군이 얼마나 지랄 같은 병인지 알 것 같습니다.

"

서울 동작구 상도동에서 살면서 성형외과 의사로 재직 중인 50대 초반 남자 원장님의 사례입니다. 환자분은 언제부터인지 모르게 목과 어깨가 늘 뻐근하고 결렸고, 2년 전

어깨 골절 이후로는 불편함이 점점 심해졌다고 합니다.

작년 여름부터 새벽마다 어깨와 팔에 쥐가 나며 잠을 설치고, 겨울이 되자 양팔과 다리, 얼굴에까지 찌릿찌릿한 저림이 번지기 시작했다고 합니다. 여러 치료를 받았지만 오히려 더 나빠져 불안감만 커졌다고 합니다.

"한방 치료를 받으면 나을 수 있을까요?"

오랜 고통 속에서도 회복에 대한 희망을 가지고 있던 환자분의 말 속에 누구에게나 공감이 될 간절함이 묻어 있었습니다. 이런 경우 어떤 해답을 드릴 수 있었을까요? 그리고 그 답은 어쩌면 지금 이 글을 읽고 계신 분들에게도 필요한 이야기일지 모릅니다.

사소한 계기가 큰 변화를 만들어 내듯 이 환자분의 사례가 근막통증증후군으로 지친 환자분들에게 새로운 용기가 되었으면 합니다.

"항상 목과 어깨가 뻐근하고 결립니다. 언제부터 그랬는지도 모르겠습니다. 그러다 2년 전에 넘어지면서 왼쪽 어깨에 골절이 생겼고, 작년 여름부터 자다가 새벽녘이 되면 왼쪽 어깨에서 쥐가 자주 납니다. 오른팔에서도 자주 나고요. 그러다가 작년 겨울로 접어들면서 찌릿찌릿 쏘는 느낌이 양팔, 양다리, 양 볼에 심해지기 시작했습니다. 신경안정제를 먹으면 조금 줄어들기는 하는데 내과 검사상 호르몬 등의 이슈는 없다고 했습니다. 신경과에서 근전도 검사상 이상이 없어서 정형외과까지 갔는데 목, 허리 검사상 이상은 없고 근막통증증후군 때문인 것 같다고 했습니다. 도수 치료를 받아보기도 했는데 효과가 전혀 없었습니다. 오히려 더 심해지는 느낌마저 받아서 이

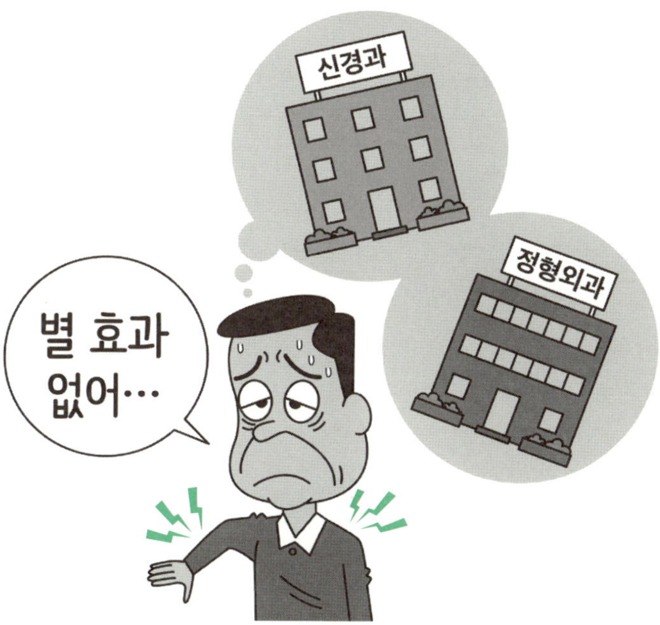

제는 하루하루가 불안합니다. 한방 치료는 받아본 적이 없어서 마음먹고 왔는데 정말 나을 수 있을까요?"

얼마나 오랫동안 불편함과 불안함을 혼자 감당해 오신 걸까요? 초진 때 진료실에 들어왔을 때도 환자분은 여기저기 아픈 부위를 무심코 만지며 불편한 표정을 지었습니다. 그 모습만으로도 일상이 얼마나 무너졌을지, 얼마나 불안한 시간을 보내고 있는지 느낄 수 있었습니다.

"환자분, 지금까지 많이 힘들었을 겁니다. 하지만 분명한 건 회복할 수 있다는 사실입니다. 몸은 스스로 회복하려는 힘을 가지고 있고, 그 힘을 다시 되살릴 수 있도록 도와드리겠습니다. 앞으로는 불안보다는 회복을, 고통보다는 안정을 경험할 수 있도록 최선을 다하겠습니다."

환자분은 설명을 들은 뒤 한결 표정이 부드러워지고 긴장된 어깨도 조금은 내려놓은 듯했습니다. 막막했던 마음에 작은 길이 보인 듯 차분히 치료를 받아보겠다는 의지를 보여주었습니다. 그렇게 안정된 분위기 속에서 본격적인 진료를 시작했습니다.

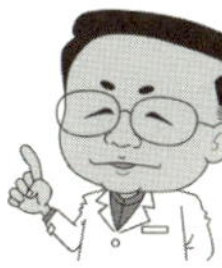

## 증상 개선에 도움이 됐던 **치료 방법들**

초진 때 보였던 불편한 부위를 확인하던 습관, 아픈 곳에 대한 불필요한 자극은 그 순간은 편할지 모르지만 증상을 악화시킬 수 있기에 하지 말 것을 부탁드렸고, 불편한 곳에는 아이스팩을 하는 것이 좋다고 알려 드렸습니다.

술은 일주일에 한두 번은 마신다고 합니다. 스트레스가 심해 폭음을 하는 편이라고 합니다. 술은 근막통증증후군을 악화시키는 인자 중 하나로 양과 횟수를 조절할 것을 부탁드렸습니다.

오후가 되면 몸이 가라앉는다고 합니다. 그런데 커피를 마시면 활력이 생겨 몇 년 전부터 오후에 커피를 마신다고 합니다. 처음에는 잠에 영향을 받았지만 지금은 잘 잔다고 합니다. 그렇지만 커피에는 카페인이 들어 있어 어떤 식으로든 수면장애를 유발할 수 있어 치료하는 동안은 양과 횟수를 조절할 것을 지도했습니다.

스마트폰을 달고 산다고 합니다. 스마트폰 사용 시 내려 보게 되면 목과 어깨에 부담을 줄 수 있기에 가급적 눈높이에서 사용할 것을 부탁드렸습니다.

독서를 좋아해 이런저런 책을 자주 본다고 합니다. 경제 서적부터 의료 서적까지 다독을 한다고 합니다. 책을 보는 경우 독서대를 사용하고 독서대 밑에 책을 괴어 화면의 가운데를 내 눈높이로 해서 사용할 것을 부탁드렸습니다.

신경과 약을 먹고서 어느 정도는 좋아졌다고 합니다. 지금도 너무 힘들 때는 신경과 약을 먹고 있다고 합니다.

"치료 초기에 너무 힘들거나 괴로우면 양약을 드셔도 좋습니다. 처음에는 한약과 병행 투여를 하다가 좋아지면 차차 양약을 조금씩 줄여나가면 될 것 같습니다."

환자분이 복용 중인 약에 대해서도 차근차근 이야기를 나누었습니다. 어떤 약을 언제, 어떤 상황에서 드시는지 충분히 들어보는 과정이 필요했습니다. 괜히 무턱대고 약을 줄이자고 하거나 지금까지 해 온 노력을 부정하는 방식이 되어선 안 되기 때문입니다.

아침에 일어나 폼롤러를 30분 이상 해야 겨우 움직일 수 있고, 통증이 가라앉는다고 합니다. 하지만 근막통증증후군 부위에 불필요한 자극이 가해지면 그 순간은 자극으로 인해 덜 아픈 듯한 느낌을 받지만, 그 자극이 통증유발점을 활성화시키면서 증상을 더욱 악화시킬 수 있어 하지 말 것을 부탁드렸습니다. 아픈 곳에는 기본적으로 아이스팩을 하는 게 좋다고 알려 드렸습니다.

10년째 등산을 하고 있는데 어느 순간부터 등산을 하면 증상이 더 심해졌다고 합니다. 등산을 하면서 취하는 특정 동작이나 자극 등으로 인해 심해질 수 있기에 증상이 어느 정도 좋아질 때까지는 잠시 쉬는 것도 좋을 것 같다고 말씀드렸습니다. 증상이 좋아지면 그때 가서 다시 등산 유무에 대해 알려 드리겠다고 했습니다.

세심한 주의 사항 티칭이 끝난 뒤 환자분의 눈빛에서 치료를 받아들일 준비가 되었음을 느낄 수 있었습니다. 환자분이 오랫동안 지켜온 마음의 짐을 내려놓고 회복의 길을 향해 한 걸음 내디딘 순간이었습니다.

이 환자분의 경우,

- 목과 어깨, 양팔, 양다리, 양 볼 주변 근육을 풀어주고
- 바른 정렬을 도와주면서
- 아픈 곳에 대한 불필요한 자극을 피하고
- 술과 커피를 조심하며
- 바른 자세로 스마트폰, 책을 보고
- 기혈 순환을 시켜 근막통증증후군의 재발을 막아주면서
- 원기를 끌어올려 근막을 정상화하는 치료를 했습니다.

"견우한의원을 통해 치료에 대한 용기를 얻을 수 있었고, 마음도 한결 편안해졌습니다. 회복하고 나니 건강의 소중함을 깨닫게 되었습니다. 감사합니다."

환자분이 전해준 감사 인사는 그 자체로 큰 울림이 되었습니다. 긴 시간을 혼자 감내해 온 고통을 내려놓고, 다시 회복을 믿어보기로 한 순간이 얼마나 소중한지 알기에 저 또한 마음이 깊이 움직였습니다.

"언제까지 이 통증을 가지고 살아야 할까요?"
"한방 치료가 저랑 맞지 않으면 어떡하죠?"
"아픈 건 아닌데 저릿하고 불편함이 하루 종일 있습니다."

모든 걱정을 한순간에 없앨 순 없지만 하나씩 풀어낼 수 있는 길은 분명히 있습니다. 치료 과정에서 느끼는 작은 변화가 쌓이면 어느새 회복이라는 좋은 결과로 다가올 겁니다. 혼자 고민하며 지내는 시간보다 진정성 있는 주치의를 만나 함께 방향을 잡아가는 것이 훨씬 더 안전하고 빠른 길입니다. 불안하고 두려운 마음을 더 이상 홀로 안고 계시지 않길 바랍니다. 그 짐을 덜어드리고 다시 건강한 삶으로 돌아갈 수 있도록 최선을 다해 도와드리겠습니다.

"지금까지 받아본 치료 중에서 가장 만족스러웠고 이야기도 가장 잘 들어주셨던 것 같습니다. 그냥 증상만 고치려는 게 아니라 저를 가족처럼 대해주시는 느낌이었어요. 많이 의지가 됐고, 덕분에 다시 예전처럼 살 수 있을 것 같다는 확신이 생겼습니다."

환자분의 감사 인사를 통해 지금껏 얼마나 외로운 싸움을 해왔는지 느낄 수 있었습니다. 치료실에서 함께한 시간이 긴 싸움에 마침표를 찍는 시작이 되기를 진심으로 바라며, 환자분의 하루가 조금 더 가벼워지고 건강한 일상을 유지했으면 좋겠습니다.

"MRI 검사 결과는 멀쩡한데, 왜 이렇게 아플까요?"
"치료를 받아도 며칠 지나면 다시 아픕니다."
"생활 습관을 바꿔야 한다는 건 알지만 뭐가 문제인지 모르겠어요."

**근막통증증후군에 관한 다양한 고민은 단순히 통증 때문이라기보다 그 통증을 누구에게도 제대로 말할 수 없었던 지친 마음의 표현이기도 합니다.** 그런 환자분의 감정을 이해하고 삶이 더 가볍고 편안해질 수 있도록 하는 것이 치료의 목적일 것입니다.

견우한의원은 단순히 통증을 없애는 것만을 목표로 하지 않습니다. 회복을 통해 매일의 일상을 조금 더 편안하고 행복하게 만들 수 있도록 노력합니다.

CASE 23

# 가만히 있어도 아프고 자다가 아파서 깰 정도입니다

"

아침이면 누구에게 맞은 것처럼 뻐근하고 결려 일어나는 게 고역이었는데 아침에 개운하니 기분마저 좋아집니다. 왜 여태까지 바보처럼 통증에 시달렸나 모르겠어요. 앞으로 어깨가 아프면 바로 견우한의원을 찾겠습니다.

"

서울 마포구 망원역에 살면서 인테리어를 하는 40대 후반 여자 환자분은 늘 활동량이 많고 손을 많이 써야 하는 직업이기에 목, 어깨의 뻐근함은 당연한 직업병으로 생각하며 대수롭지 않게 넘겼다고 합니다.

"가만히 있어도 아픈데, 누구에게 어떻게 설명해야 할지 모르겠더라고요."

그러다 어느 날 필라테스 수업에서 무거운 공을 든 뒤로 통증은 한층 더 심해졌다고 합니다.
결림, 조임, 당김 같은 불편함이 목과 어깨를 따라 퍼졌고 최근에는 자다가도 깨는 지경에 이르렀다고 합니다.

정형외과에서 근막통증증후군 진단을 받은 후 치료를 열심히 받았는데 시간이 지나도 나아지지 않았다고 합니다. 이미 몸과 마음이 지칠 대로 지쳐버린 환자분이었습니다.

답답한 마음을 누구보다 잘 이해할 수 있었습니다. 오랜 시간 방치된 근막통증증후군과 환자분이 가진 마음의 짐을 덜기 위해 오랫동안 고민했고, 마침내 환자분에게 딱 맞는 치료법을 찾을 수 있었습니다.

지금은 누구보다 건강한 삶을 살고 있는 환자분이 어떻

게 다시 삶의 중심을 회복할 수 있었는지 변화의 과정을 함께 나누고자 합니다.

"항상 목과 어깨가 뻐근해 직업병인가 했습니다. 그러던 차에 두 달 전에 필라테스를 하면서 무거운 공을 들고 나서부터 목, 오른쪽 어깨로 뻐근함, 결림, 당김, 조임과 같은 통증이 더욱 심해졌습니다. 정형외과에 갔더니 근막통증증후군이라고 했습니다. 처음에는 특정 동작에서만 불편했는데 지금은 가만히 있어도 통증이 느껴집니다. 최근에는 자다가 아파서 깰 정도로 불편함이 심해졌습니다."

오른쪽 목덜미가 왼쪽에 비해 20~30% 정도는 단단한 느낌을 주던 환자분이었습니다. 육안으로 보기에도 어느 정도 차이가 있었습니다. 가끔 가다가 한 번씩 화끈거리는 느낌이 강하게 올라온다고 합니다. 그럴 때는 진통제를 먹어도 안 되고 열감이 빠질 때까지 무작정 기다릴 수밖에 없다고 합니다. 가만히 있어도 고통이 느껴지고 진통제로도 해결이 되지 않던 상황에서 환자분은 어떤 마음으로 근막통증증후군을 견뎌오신 걸까요?

"이젠 통증에 익숙해졌어요."라며 덤덤하게 말하던 환자분의 모습에서 그동안 통증이 얼마나 심했을까 하면서 더욱 안쓰러워 보였습니다.

"환자분, 지금까지 느껴왔던 통증과 불편함은 근막통증증후군이 좋아지면 서서히 사라질 겁니다. 제가 회복할 수 있게 끝까지 도와드릴 테니 너무 걱정하지 마세요."

누구보다 많은 근막통증증후군 환자분의 회복을 도와왔기에 자신감 있게 약속드릴 수 있었습니다. 잘못된 습관을 비롯한 그 밖의 어떤 것이 근막통증증후군을 악화시켰는지 차근차근 파악해 나가며 치료를 시작했습니다.

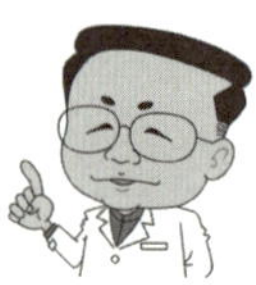

## 증상 개선에 도움이 됐던 **치료 방법들**

잠을 오른쪽으로 돌아누워서 잔다고 합니다. 천장을 보고 자면 좋지만 그럴 수 없다면 지금처럼 자다가 증상이 좋아지면 천장을 보고 자는 연습을 할 것을 부탁드렸습니다.

침을 놓을 때마다 깜짝깜짝 놀라던 환자분이었습니다. 그만큼 예민함과 긴장도가 상당한 분이었습니다. 처음에 치료 시작 후 10회까지는 늘 치료 후 원장실에 들러 "왜 빨리 좋아지지 않나요?", "후기를 보면 다 1~2회 만에 쾌차하던데 왜 저는 안 그런가요?"라고 하면서 문제 제기를 하기도 했습니다. 심지어는 치료하면 할수록 더 통증이 퍼지는 것 같다고 하면서 힘들어 했습니다.

"평소 하던 행동을 못 하게 하고 주의 사항을 지키는 과정에서 생기는 일종의 명현 반응으로 지금의 불편함은 대개 2~3주 정도 지나면 줄어들고, 치료 시작 3개월 정도 되면 전체적인 불편함은 반 이하로 줄어드는 편이기에 주의 사항을 잘 지키면서 치료를 열심히 받으면 좋은 결과를 얻으실 겁니다."라고 말씀드렸습니다. 그러다 증상이 차차 가라앉자 전체적인 치료 과정에 대해 무한 신뢰를 보여주었습니다.

불편을 겪는 환자분이라면 누구라도 예민해질 수 있습니다. 특히 통증이 오래되었거나 일상생활을 방해할 만큼 크다면 치료 중에도 불안함과 의심이 생길 수박에 없습니다.

환자분이 치료 후 불편함을 호소하거나 속도가 더디다고 느끼는 순간에도 환자분의 마음 이면을 먼저 들여다보려고 합니다. 단순히 "조금만 더 기다려 주세요. 곧 나아질 겁니다."라고 말하는 것이 아니라 환자분의 걱정이 어디서 비롯된 건지, 혹시 치료 중에 놓치고 있는 부분은 없는지 스스로 먼저 돌아봅니다.

질환에 대한 정보가 부족한 채 불편과 불안만 커가는 상황은 환자에게 더 큰 두려움이 됩니다. 그래서 언제나 환자분이 충분히 이해할 수 있을 만큼 설명을 하고 불편한 점이 있다면 함께 조율하며 나아가려 합니다. 주치의는 환자분이 이 과정을 함께 견뎌낼 수 있도록 곁에서 끊임없이 도와야 한다고 생각합니다.

폼롤러로 등을 자주 마사지한다고 합니다. 근막통증증후군 부위에 대한 불필요한 자극은 증상을 악화시킬 수 있어 하지 말 것을 부탁드렸습니다. 손이 가거나 불편한 곳에는 아이스팩을 하는 것이 좋다고 알려 드렸습니다.

일주일 정도 아이스팩을 했더니 목 주위로 예민해지는 것 같다고 합니다. 그럴 때는 예민해지는 부위를 제외한

다른 불편한 부위에 아이스팩을 하면 됩니다. 일부 환자에서 찬 것에 예민하거나 아이스팩을 하면 더 불편하다고 하는 경우도 있는데 이런 경우 핫팩을 대신하기도 합니다.

술은 일주일에 한 번은 꼭 마신다고 합니다. 술은 근막통증증후군을 악화시키는 인자 중 하나로 양과 횟수를 조절해야 한다고 말씀드렸습니다.

하루에 커피를 2~3잔은 마신다고 합니다. 커피를 마시게 되면 수면장애가 오고, 이로 인해 근막통증증후군이 심해질 수 있기에 양과 횟수를 조절해야 한다고 알려 드렸습니다.

"평소에 커피를 아무리 마셔도 수면에 영향이 전혀 없는데, 그래도 줄여야 할까요?"

자기 전에 커피를 마셔도 수면에 전혀 이상이 없다는 분도 있지만 이런 경우에도 조절을 하면 수면의 깊이가 깊어지기에 양과 횟수에 변화가 꼭 필요합니다.

통증이 심할 때면 진통제를 먹는다고 합니다. 근막통증 증후군이 심할 때는 양방과의 병행 치료도 좋다고 알려 드렸습니다. 처음에 불편함이 심할 때는 병행 치료를 하다가 좋아지면 차차 진통제 복용을 줄일 것을 부탁드렸습니다. 통증으로 인한 수면장애 또한 치료가 진행되면서 차차 사라질 거라고 말씀드렸습니다.

원래 자세가 안 좋은 것을 알고 있었다고 합니다. 바른 자세를 물어보기에 가장 기본이 되는 자세는 시선을 눈높이로 해서 정면을 바라보는 것이 좋다고 알려 드렸습니다. 턱을 당기고 허리를 바로 세우고 가슴을 펴는 등의 다양한 퍼포먼스를 통해 바른 자세를 하기보다는 시선을

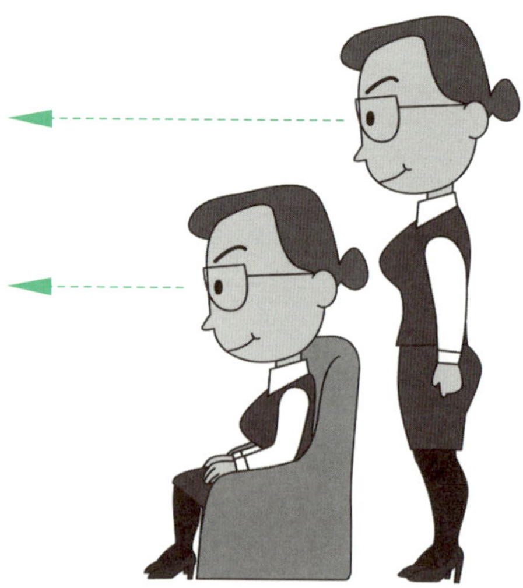

눈높이로 하는 간단한 액션만 취해도 바른 자세의 상당 부분을 해결할 수 있다고 알려 드렸습니다.

"갑각류, 마늘, 금속 알레르기를 포함해 30여 가지 물질에 대한 알레르기가 있습니다. 한약을 처방할 때 최대한 신경 써서 해주세요."

환자분의 부탁에 따라 무엇보다 안전하고 섬세한 처방을 약속드리며, 사용되는 모든 약재 하나하나를 철저히 검토하며 처방을 했습니다. 신경을 써서 처방을 했지만 혹시라도 복용 중 불편함이 생기면 언제든 말해달라고 안내해 드렸습니다.

특히 환자분처럼 알레르기가 많은 경우 한약이 불안하게 느껴질 수도 있습니다. 환자분이 마음 놓고 치료에만 집중할 수 있도록 상담을 꼼꼼히 진행하고, 한약 복용 중에도 지속적으로 소통하며 반응을 살핍니다.

그런 진심이 전해졌는지 환자분은 한약 복용 후 점차 호전되는 몸의 변화를 직접 체감했고, 이후에는 친척까지 소개해 주셨습니다. 환자분의 신뢰를 얻는다는 건 언제나 환자의 마음을 먼저 이해하려는 태도에서 시작된다고 생각합니다.

이 환자분의 경우,

- 목과 어깨 주변 근육을 풀어주고
- 목과 어깨의 바른 정렬을 도와주면서
- 아픈 곳에 대한 불필요한 자극을 피하고
- 술과 커피를 조심하며
- 주의 사항을 잘 지키고
- 기혈 순환을 시켜 근막통증증후군의 재발을 막아주면서
- 원기를 끌어올려 근막을 정상화하는 치료를 했습니다.

"처음에는 큰 기대 없이 내원했는데, 지금은 정말 다행이라는 말밖에 안 나옵니다. 일할 때도 훨씬 편해졌고, 밤에 통증 때문에 깨는 일도 없습니다. 이젠 제가 아팠던 기억조차도 잊고 지내는 날들이 점점 많아지는 것 같습니다."

치료가 끝나갈 무렵 환자분이 웃으며 남겨준 말이 오래도록 마음에 남았습니다. 통증이 줄어드는 속도와 함께 빠르게 회복된 것은 몸을 향한 믿음과 일상을 건강하게 지낼 수 있다는 자신감이었습니다.

“정형외과에서 검사도 했는데 별다른 이상은 없고 근막통증증후군이라고 합니다.”
“통증이 너무 오래되다 보니 이젠 회복할 수 있을지 모르겠습니다.”
“자다가 통증 때문에 깨는 일이 자주 있어서 아침마다 너무 피곤합니다.”

어디가 아픈지, 얼마나 아픈지도 잘 모르겠다고 말하는 환자분이 더러 있습니다. 치료를 할 때는 그런 분의 불편함에 조금 더 귀를 기울이고 환자분의 삶 전체를 바라보는 치료를 지향합니다.

회복은 단순히 몸의 통증을 없애는 것이 아니라 무너졌던 일상과 자신에 대한 믿음을 되찾는 과정이라고 생각합니다. 그 시작에는 환자분의 이야기를 진심으로 들어주는 누군가가 있어야 하고, 환자분이 처한 상황을 정확히 이해하고 설명해 주는 주치의가 필요합니다.

언제나 그 역할을 하고자 합니다. 혼자서 감당해 온 통증과 수많은 의문 앞에 이제는 믿고 기댈 수 있는 주치의가 가까운 곳에 있다는 걸 느낄 수 있게 도와 드리겠습니다.

CASE 24

# 오른쪽 목덜미가 화끈거려서 미치겠습니다

"

오른쪽 어깨에서 느껴지던 작열감이 사라지니 몸도 가볍고 잠도 잘 와서 너무 좋습니다. 진작 와서 치료받을 걸 그랬습니다.

"

서울 마포구 용강동에 거주하며 구매대행 일을 하는 30대 초반 여자 환자분의 사례입니다. 두 손을 쉴 틈 없이 움직이며, 하루 종일 모니터와 택배 박스를 오가는 생활을 한다고 했습니다.

"항상 목과 어깨, 오른쪽 날갯죽지가 뻐근해요. 특히 오후가 되면 오른쪽 목덜미가 화끈거릴 정도로 작열감이 올라오는데 이런 지는 2년 정도 된 것 같습니다. 이젠 밤에 눕는 것조차 부담스럽습니다."

처음엔 단순한 근무 자세의 문제라고 생각했지만 불편함은 점점 더 심해졌다고 합니다. 다른 병원에서 근막통증증후군이라는 진단을 받았지만, 병명을 알게 되었다고 해서 통증이 해결되는 것은 아니었습니다.

누구보다 치열하게 버티며 살아가는 환자분이 일상 속에서 어떻게 근막통증증후군을 극복해 나갈 수 있었는지 그 과정을 소개합니다.

혹시 근막통증증후군 치료가 두렵고 망설여지는 분이 있다면 이 사례가 도움이 되었으면 합니다.

"어떤 때는 일하는 중에도 작열감이 심해 계속해서 신경이 가니 일도 손에 잡히지 않을 때가 많았습니다. 병원에 갔더니 별다른 이상은 없고 근막통증증후군 때문에 그런 것 같다고 했습니다. 젊어서 파이어족이 되고 싶어 퇴근하고 나서는 데이터 라벨링을 하면서 투잡을 합니다. 건당 돈을 받다 보니 일이 손에 잡히는 날에는 종종 밤을 새우기도 합니다. 지금 생활을 유지하고 싶은데 몸이 따라주질 않으니 미치겠습니다."

환자분의 이야기를 들으면서 마음이 먹먹해졌습니다. 몸이 아프지만 지금의 삶을 포기하고 싶지 않다는 절박함이 그 안에 담겨 있었기 때문입니다. 어떻게 하면 환자분이 건강하게 지금의 생활을 유지할 수 있을까 고민했습니다. 그리고 언젠가 아픈 날을 돌아보았을 때 "그때는 정말 힘들었지만, 포기하지 않길 잘했어."라고 말할 수 있게 만드는 것이 제 역할이라고 생각했습니다.

"환자분, 회복 후에도 지금의 생활을 유지할 수 있도록 최선을 다하겠습니다. 너무 스트레스를 받지 말고 치료에만 집중해 주세요."

그 말을 전한 뒤 환자분이 걱정하는 부분이 무엇인지 충분히 듣고 공감한 다음 그에 맞는 치료 방향을 함께 설정해 나갔습니다. 상담을 통해 환자분의 생활 패턴과 통증 양상, 우려하는 부분을 세심하게 확인한 후에 본격적으로 진료를 시작했습니다.

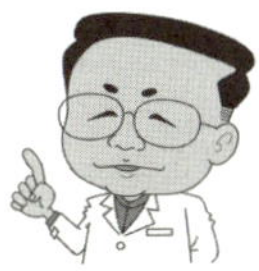

## 증상 개선에 도움이 됐던 **치료 방법들**

파이어족이 목표인 환자분은 데이터 라벨링을 하며 종종 밤을 새는 경우가 있다고 합니다. 목표를 향한 환자분의 열정은 충분히 공감이 되는 부분이었지만, 근막통증증후군이 있는 상태에서 잠을 설치게 되면 증상이 더욱 심해질 수 있어 어느 정도 조절하면서 일과 휴식을 병행할 것을 부탁드렸습니다.

경제적 자유를 누리기 위해 다양한 투자 공부를 병행한다고 합니다. 최근에는 주말이면 교대에 가서 경매 수업을 듣는다고 합니다. 공부 자체도 좋지만 고정된 자세로 수업을 듣다 보면 바른 자세가 무너질 수 있어 쉬는 시간이 되면 동네 한 바퀴를 도는 것도 좋다고 알려 드렸습니다. 아울러 책 등을 볼 때는 화면의 가운데를 내 눈높이로 해서 볼 것을 지도했습니다.

짬이 날 때면 골프를 친다고 합니다. 투자 공부에 이어 운동까지 할 정도로 자기관리에 철저한 분이었습니다. 하지만 목과 어깨에 근막통증증후군이 있는 상태에서 무리한 자극을 하게 되면 증상이 나빠질 수 있어 치료하는 동안은 상체운동을 어느 정도 조절할 필요가 있다고 알려드렸습니다.

"자전거를 자주 타는데 한 달 전에 야심한 시간에 자전거를 타고 가다가 크게 넘어지고 나서 증상이 더 심해졌습니다."

한 달 전에 자전거를 타다가 넘어진 것이 큰 원인이 된 건 아닌지 걱정하고 있었습니다. 일부 근막통증증후군은 외상으로 발생하기도 하지만 기존의 증상에 외상이 더해지면서 증상이 급격하게 나빠지는 경우가 있어 세심한 주의가 필요합니다.

목이나 어깨가 심하게 뻐근하거나 결릴 때면 마사지를 자주 받는다고 합니다. 그런데 마사지를 받으면 그 순간은 좋아지지만 하면 할수록 점점 심해지는 걸 느꼈다고 합니다. 아픈 곳에 대한 불필요한 자극은 증상을 악화시킬 수 있기에 불편한 목이나 어깨에 아이스팩을 할 것을 부탁드렸습니다.

술을 좋아해서 남자 친구와 주말이면 진하게 한 잔한다고 합니다. 술은 근막통증증후군을 악화시키는 요인 중 하나이기에 양과 횟수를 조절할 것을 부탁드렸습니다.

수면에 어려움을 겪고 있어 카페인 섭취 여부를 확인하는 것도 중요합니다. 출근 후 대용량 커피를 준비해 하루 종일 음료처럼 조금씩 나눠 마신다고 합니다. 커피 속 카페인은 수면장애를 유발할 수 있기에 마시는 양과 횟수를 조절할 필요가 있다고 말씀드렸습니다. 아울러 몸이 충분히 회복되기 위해선 무엇보다도 수면이 중요하다고 알려 드렸습니다.

근막통증증후군이 심할 때면 소화도 안 된다고 합니다. 일종의 연관통으로 근막통증증후군이 좋아지면 소화도 편해질 것이니 너무 걱정할 필요가 없다고 말씀드렸습니다.

"왜 저만 안 낫는 건가요? 후기를 보면 치료 2~3회 만에 쾌차하던데요. 저는 왜 빨리 낫지 않는 건가요?"

치료가 어느 정도 진행되던 중에 환자분이 한 질문입니다. 환자분의 증상과 정도에 따라 치료에는 차이가 날 수 있습니다. 얼마 안 가서 10회째 치료를 받으며 "왜 빨리 좋아지지 않는 건가요? 이 정도면 반 정도는 좋아져야 하는 게 아닌가요?"하며 빠른 회복을 재촉했습니다. 그만큼 환자의 통증이 심해 그런 것으로 보였습니다.
그러나 조금 더 치료가 진행되면서 불편함이 현저히 사라지기 시작하자 이런 질문은 어느새 사라지고 환자분의 얼굴도 점점 밝아졌습니다.

**근막통증증후군의 경우 짧게는 2~3주, 길게는 2~3달 정도 치료가 진행되면 불편함이 반으로 주는 게 일반적입니다. 그러나 환자의 질병 지속 기간, 증상, 주의 사항 준수 여하에 따라 예후는 달라질 수 있습니다.**
그래서 어떤 질환보다 숙련된 주치의를 만나서 주의 사항을 잘 지키고 치료하는가의 여부가 회복 속도를 결정하는 중요한 인자로 작용할 수 있습니다.

증상이 너무 심할 때 환자분은 때로 예민해질 수밖에 없습니다. 불편함이 심한데 눈에 띄는 회복이 없다면 불안과 초조함은 극에 달하고 결국 주치의를 향한 질문과 재

## 근막통증증후군 치료는

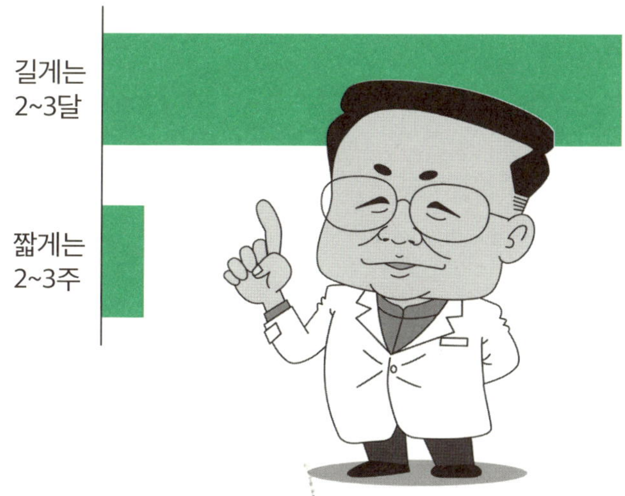


촉으로 이어지기 마련입니다.

근막통증증후군 환자분의 이런 마음을 누구보다 잘 알고 있습니다. 환자분이 보내는 신호 하나하나를 놓치지 않고 받아들이는 것, 그것이 주치의가 해야 할 일이라고 생각합니다.

환자분이 진심을 털어놓을 수 있는 주치의, 예민하고 불안한 순간에도 끝까지 믿고 의지할 수 있는 한의사로 남기 위해 늘 노력합니다.

이 환자분의 경우,

- 목과 어깨, 오른쪽 날갯죽지 주변 근육을 풀어주고
- 바른 정렬을 도와주면서
- 아픈 곳에 대한 불필요한 자극을 피하고
- 술과 커피를 조심하며
- 비위 기능을 정상화시켜 속을 편안하게 만들어 주고
- 주의 사항을 잘 지키며
- 기혈 순환을 시켜 근막통증증후군의 재발을 막아주면서
- 원기를 끌어올려 근막을 정상화하는 치료를 했습니다.

"회복하고 나니 일하거나 공부할 때 전보다 집중이 잘 됩니다. 치료 때문에 중단했던 운동도 다시 시작했는데, 알려주셨던 주의 사항을 신경 쓰면서 잘 지키겠습니다."

무거운 표정으로 진료실에 들어왔던 환자분의 우울한 모습이 어느새 사라지고, 웃으며 돌아가는 행복한 모습을 보는 것은 주치의에게는 크나큰 선물입니다.

"지금처럼 일하고 운동하면 근막통증증후군이 악화될까요?"
"자꾸 저릿하고 불편한데, 예민해서 이렇게 느끼는 걸까

요?"

"몸에는 별다른 이상이 없다고 하는데, 왜 이렇게 아플까요?"

이런 질문이야말로 환자분이 얼마나 오랫동안 고통스러웠는지를 보여주는 마음의 외침이라고 생각합니다. 그래서 이면에 자리한 감정과 생활의 무게까지 함께 돌보기 위해 노력하고 있습니다.

말하지 않아도 환자분의 불편함을 읽어내고, 지나가는 질문 하나에도 귀를 기울이는 주치의가 되려고 합니다. 지금의 고통이 나만의 문제인 것 같아 막막하고 두렵다면 이 환자분의 이야기가 회복에 대한 작은 희망의 불씨가 될 수 있기를 진심으로 바랍니다.

# 나는 "근막통증" 없이 산다 2

이효근 지음

1판 1쇄 인쇄 | 2026년 1월 10일
1판 1쇄 발행 | 2026년 1월 20일

발행처 | 건강다이제스트사
발행인 | 이정숙

출판등록 | 1996. 9. 9
등록번호 | 03 - 935호
주소 | 서울특별시 용산구 효창원로70길46(효창동, 대신빌딩 3층) 우편번호 04317
TEL | (02)702-6333 FAX | (02)702-6334



정가 18,000원

ISBN 979-11-87415-50-3 13510